산사나이로 사는 법

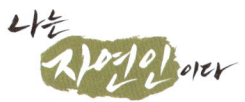
나는 자연인이다

정리

박수경
KBS〈아침마당〉,〈TV유치원하나둘셋〉,〈후토스〉, EBS〈딩동댕 유치원〉, JTBC〈행복카페〉집필
현재—MBN〈천기누설〉,〈엄지의 제왕〉,〈나는 자연인이다〉, EBS〈모여라 딩동댕〉,〈보니하니〉,
애니메이션〈발루뽀〉작가

산사나이로 사는 법

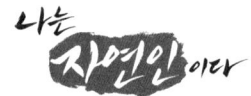

초판 1쇄 발행	2015년 7월 10일
지은이	MBN〈나는 자연인이다〉제작팀
정리	박수경
편집	김영혜 권지숙
발행인	곽철식
발행처	(주)다온북스컴퍼니
출판등록	2014년 9월 18일
주소	서울 마포구 동교로 144, 5층
전화	02-332-4972
팩스	02-332-4872
인쇄와 제본	(주)M프린트

ISBN 979-11-86182-21-5 (14510)
　　　979-11-86182-20-8 (세트)

「이 도서의 국립중앙도서관 출판예정도서목록(CIP)은 서지정보유통지원시스템 홈페이지(http://seoji.nl.go.kr)와 국가자료공동목록시스템(http://www.nl.go.kr/kolisnet)에서 이용하실 수 있습니다. (CIP제어번호: 2015017439)」

* 이 책은 저작권법에 따라 보호를 받는 저작물이므로 무단전재와 복제를 금하며,
   이 책 내용의 전부 또는 일부를 사용하려면 반드시 저작권자와 다온북스의 서면 동의를 받아야 합니다.

* 잘못되거나 파손된 책은 구입하신 서점에서 교환해 드립니다.

산사나이로 사는 법

나는 자연인이다

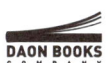

🍃 내가 만난 자연, 그리고 자연인

언젠가는
나도 자연인처럼

처음 자연인을 만나러 가던 날이 생각난다. 그 날은 태풍이 내륙지방을 관통해 강원도를 한바탕 휩쓸고 지나간 때였다. 비바람에 맞서며 산중에 사는 자연인을 찾았던 기억이 〈나는 자연인이다〉와의 강렬한 첫 대면이었다. 역시 자연은 만만치 않은 상대였다. 그리고 쉽게 그 속내를 보여주지 않는 자연인과 자연은 그렇게 서로를 닮아 있었다.

산속에 홀로 살아가는 독특한 사람들이라고만 생각하고 그들에게 다가갔던 나는 이내 내 생각이 틀렸음을 깨달았다. 그들이 외롭거나 심심할 거라 막연하게 추측했던 것과 다르게 자연인들은 누구보다 부지런하게 살아가는 사람들이었다.

사시사철 변화무쌍한 계절의 움직임에 따라 자연인들은 때론 알차게 때론 느긋하게 자연의 움직임에 맞춰 하루하루를 바지런하게 살아가고 있었다. 그런 자연에서의 시간은 도시에서만 살아온 나에게도 또 다른 즐거움이 되었다.

쉽게 마음을 내줄 것 같지 않았던 자연인들도 투박하지만 정감어린 손길을 내밀어주었기 때문이다. 자연에서 살기 때문일까? 계산하지 않고 다가오는 그들에게서 따뜻한 마음을 느낄 수 있어서 행복했다. 내가 위로를 해드려야 할 것 같았던 자연인들에게서 오히려 내가 배우고 감동을 받으면서 힐링이 되는 것을 느꼈다.

아무것도 가진 게 없지만 욕심 부리지도 않는 삶의 자세, 그렇다고 나태하지도 서두르지도 복잡하지도 않은 그들의 생활이 시간에 쫓겨 살고 있는 나에게 자신을 돌아보는 기회를 주고 '행복한 삶은 무엇인가?'라는 물음을 던지게 했다. 이 책을 통해 내가 느낀 자연의 위대한 힘과 자연인들의 넉넉한 마음을 독자 여러분과 나눌 수 있어 기쁘다.

아직은 현실 생활에 미련이 남아 있어 다 놓지 못하고 이 도시에 남아 있지만 언젠가는 나도 이분들처럼 자연인으로 살아갈 날도 있지 않을까. 그런 삶을 한 번쯤 꿈꿔보았을 많은 이들과 이 책을 통해 공감과 감동을 나누고 싶다.

_윤택(개그맨)

🌿 내가 만난 자연, 그리고 자연인

힘들어서 좋다!

　어느덧 〈나는 자연인이다〉 프로그램에 출연한 지 2년이 넘었다. 그동안 사람들에게서 가장 많이 들은 소리가 아이러니하게도 "힘들겠다." 와 "좋겠다."였다. 어떤 사람에게는 도시인이 산에 가서 생활하는 것 자체가 힘들어 보일테고 또 다른 사람들에게는 산속에서 모든 것을 잊고 힐링할 수 있어서 좋아 보이기도 하나보다. 그렇다면 한 달에 두 번씩 자연을 체험하며 얻은 나의 답은… "힘들어서 좋다."이다.

　많은 사람들이 자연 속에서의 삶을 상상한다. 하지만 상상은 현실과 다르다. 그들은 그저 '경치 좋은 곳에서 편안히 쉬고 좋은 공기 마시면 정말 좋겠다.'라고 막연히 생각하겠지만 이런 생각으로 자연에 가면 이틀이나 삼일, 아니 하루 정도 좋다가 후회가 밀려올 수도 있다. 자연에서의 현실과 부딪히기 때문이다.

　우리는 알게 모르게 도시의 삶에 익숙해 있다. 최첨단 기술로 뭐든지

다되는 생활에 젖어 있기에 자연의 삶이 과히 편하기만 하지는 않을 터이다. 나 역시 처음에 〈나는 자연인이다〉 프로그램을 한다고 했을 때 '자연 속에서 맑은 공기마시며 힐링이나 하고 와야겠다.'고 생각했다. 하지만 막상 나가보니 너무 힘들었다. 늦여름이었는데 전기도 없었고 전기가 없으니 냉장고도 없고 형광등도 없고 도시에서 누리던 모든 것들이 사라졌다. 심지어 처음 간 곳은 전화도 터지지 않았다. 더운 여름에 산길을 계속 헤매야 했다. 자연이라 좋기는커녕 불편하고 힘들기만 했다. 에어컨 있는 집이 그리워졌다. 먹는 것도 입맛에 맞지 않았다. 두 번째 세 번째 촬영도 마찬가지였다. 계속 할까 말까를 고민하기도 했다.

하지만 시간이 흐르고 회를 거듭하며 여러 자연인들을 만나게 되고 그분들의 다양한 생활을 체험하면서 점점 자연의 매력에 빠져들어 갔다. 자연 속에서 생활을 하려면 자연의 현실과 부딪혀야 한다. 예를 들어, 겨울에는 나무를 해서 장작을 패야 하는데 사실 이것조차도 쉽지가 않다. 하다못해 맨손으로 나무를 집으면 가시에 찔리기 마련이고 첫 도끼질은 조준도 잘 안 된다.

자연은 인간에게 호락호락한 상대가 아니다. 쉽게 베풀어주지 않는다. 음식도 먹으려면 텃밭을 가꿔야 하는데 이 또한 만만치 않다. 몇 번의 시행착오를 거쳐야 텃밭이 먹거리를 선물한다. 또 약초나 산나물을 얻으려면 산에 올라서 한참을 헤매야 한다. 매일 한참을 헤매다 보면 자연은 비로소 우리에게 먹을 것을 내어준다. 처음에는 다 똑같은 풀로 보였던 것들이 그제서야 뭐가 뭔지 보이기 시작한다. 이렇듯 실제 자연 속에서 산다는 것은 생각보다 훨씬 어려운 일이다. 하지만 자연에 적응하는 힘든 과정을 거치고 나면 진짜 자연을 느낄 수 있다. 이때쯤 되면 '힘들어서 좋다.'는 말이 이해가 될 것이다.

 나는 아직 갈 길이 멀다. 더 느껴야 할 게 많다. 단순히 경치 좋고 공기 좋고 물 좋아서 자연을 좋아할 수도 있지만 그보다 더 깊은 자연의 신비함과 힘을 느끼게 되면 자연을 더 오래 사랑하고 제대로 자연을 즐길 줄 알게 될 것 같다. 물론 오랫동안 자연에 머무르며 먼저 느낀 '자연인'이라는 스승들이 있기에 가능한 일이다. 아직도 더 느껴야 할 것들이 많기에 오늘도 나는 짐을 싼다.

_이승윤(개그맨)

C.o.n.t.e.n.t.s

- 언젠가는 나도 자연인처럼 • 04
- 힘들어서 좋다! • 06

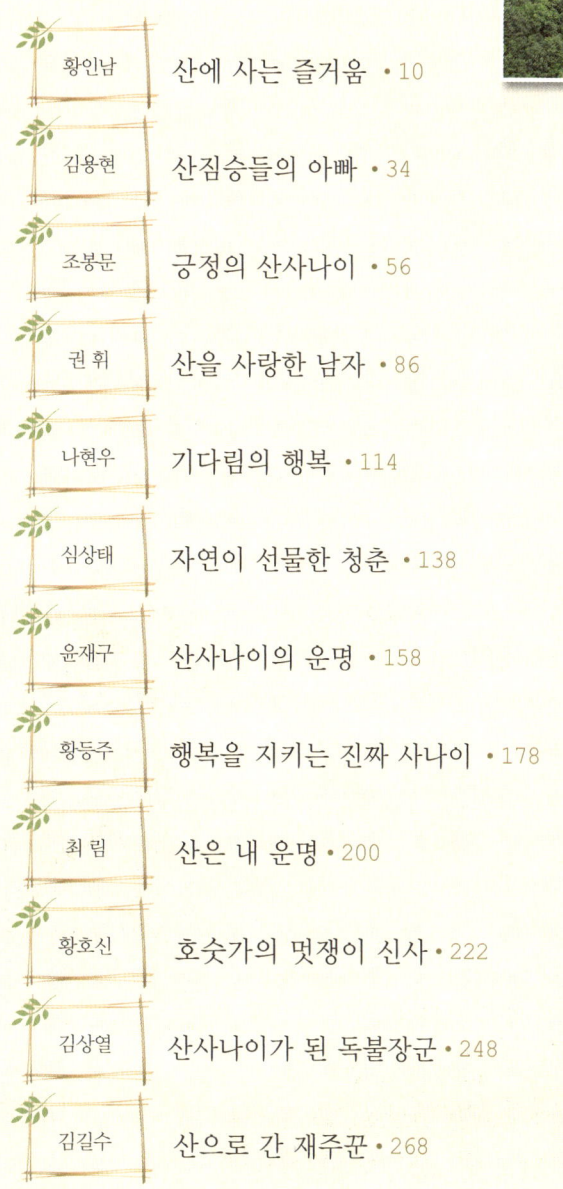

황인남	산에 사는 즐거움 • 10
김용현	산짐승들의 아빠 • 34
조봉문	긍정의 산사나이 • 56
권 휘	산을 사랑한 남자 • 86
나현우	기다림의 행복 • 114
심상태	자연이 선물한 청춘 • 138
윤재구	산사나이의 운명 • 158
황등주	행복을 지키는 진짜 사나이 • 178
최 림	산은 내 운명 • 200
황호신	호숫가의 멋쟁이 신사 • 222
김상열	산사나이가 된 독불장군 • 248
김길수	산으로 간 재주꾼 • 268

황인남

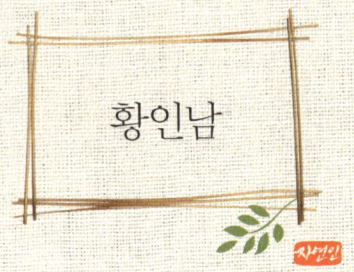

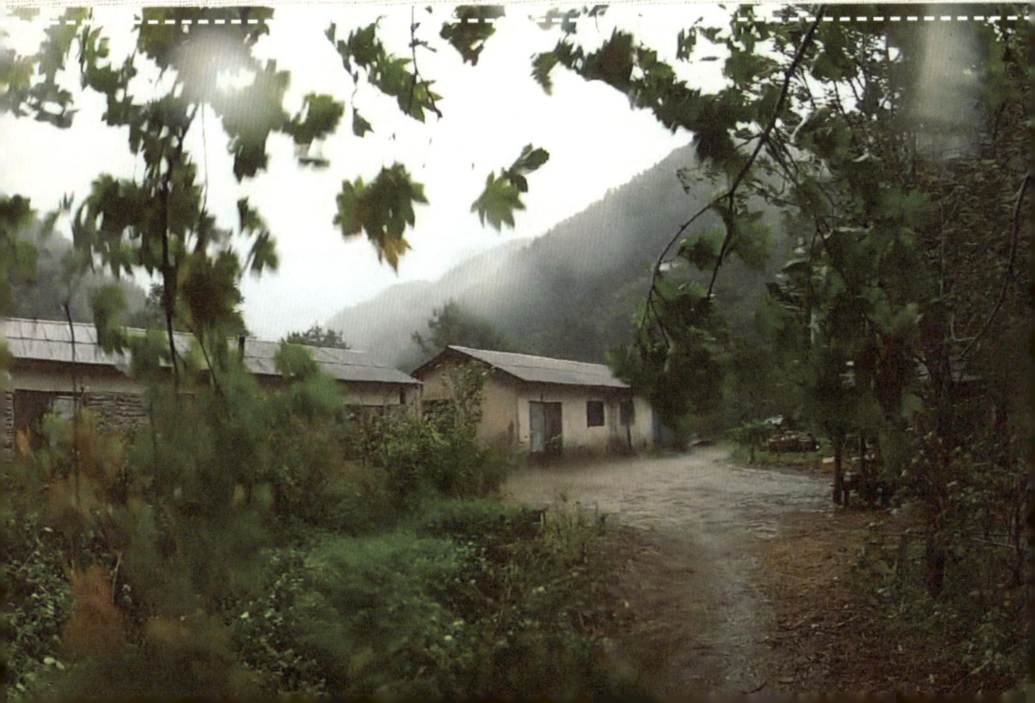

산에 사는 즐거움

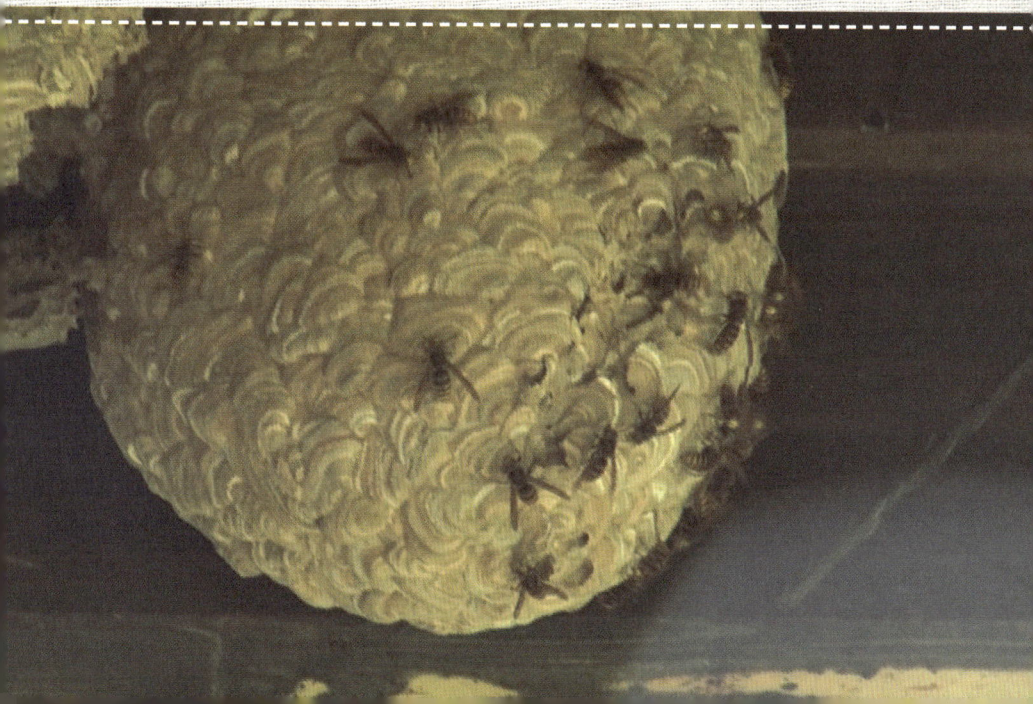

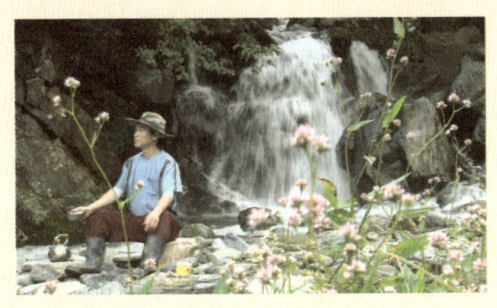

"그냥 열심히 살다 가는 거에요.
비가 오면 비가 오는 대로, 바람이 불면 부는 대로
그대로 그냥 받아들이죠.
그게 자연이니까요."

가리왕산 정상에 살다

🌿 강원도 정선의 진산이라 불리는 가리왕산. 이곳은 그야말로 산을 넘고 물을 건너야 하는 험준한 곳이다. 자동차로는 더 이상 갈 수 없는 길을 오르고 또 오르니 해발 1,500m, 가리왕산 정상이다. 그런데 저 아래, 집이 하나 보인다.

산이 높고 험한 대신 산세가 기가 막히게 좋은 곳에 자리한 집. 이 집에 20년째, 자연과 함께 살고 있는 황인남 씨가 있다. 그는 젊었을 때부터 이 산 저 산을 떠돌다 수십 년 전, 화전민들이 살던 이 빈 집에 몸과 마음을 내려놓았다. 그리고 마치 그 자신이 화전민이 된 듯 척박한 땅을 일구며 살아가고 있다.

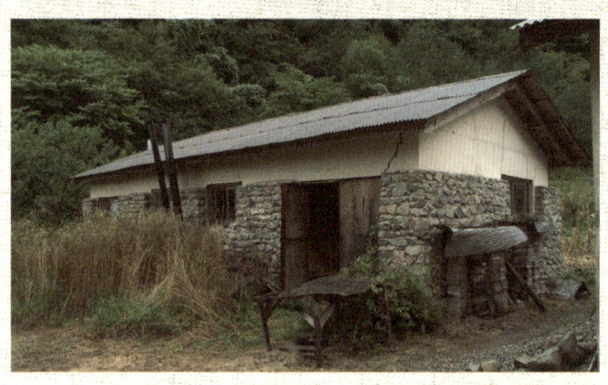
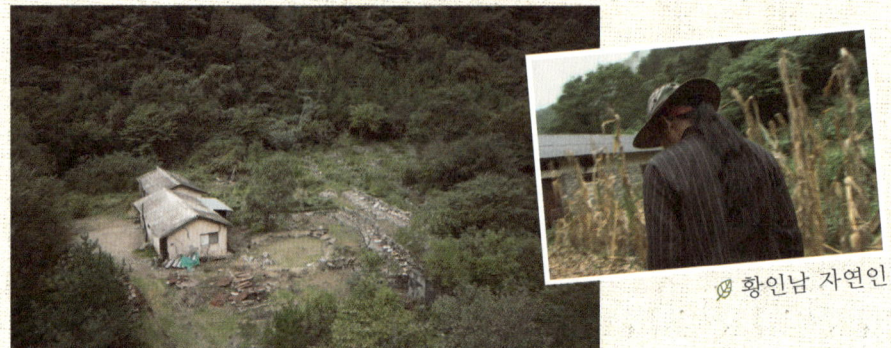

🌿 황인남 자연인

가리왕산 정상에 자리한 자연인의 집

"68년도에 있었던 울진 삼척공비사건 아시죠? 그 당시에 산 위에 사는 화전민 있죠? 화전민들이 공비가 쳐들어오니 위험하잖아요. 그래서 여기서 살라고 나라에선가 군에선가 지어준 거예요. 그 당시에 헬기로 자재를 옮겨서 집을 지었다는 것 아니에요. 지금 내가 쓰는 건 두 채에요. 여기 담장도 있어요. 한 채는 주거용이고 한 채는 창고로 써요."

20년째 산에서 살고 있다는 황인남 씨. 20년째 자르지 않았다는 머리카락을 나뭇가지 하나로 도르르 말아서 올리고 싼 맛에 사서 입는다는 일명 '몸뻬 바지'를 입은 뒷모습은 영락없는 아낙네 같다. 하지만 이 깊은 산에 누가 보러 오는 것도 아니고 편하기만 하면 된다는 그의 말이 더없이 편안하게 들린다.

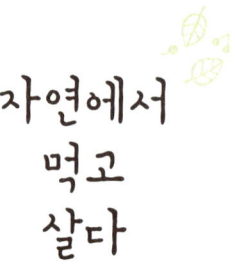

자연에서
먹고
살다

🍃 그런데, 그는 이 험한 오지에서 무엇을 해 먹고 살까?

"양봉을 해요. 벌을 치는데, 말벌들이 벌 잡아먹으러 많이 와요. 먹이 뺏어 먹으러. 말벌만 잡는 데도 어마어마한 작업이에요. 하지만 그것도 다 옛날 얘기죠. 말벌이고 꿀벌이고 벌도 다 줄어들고 없어요."

벌이 줄어 양봉 일도 어렵다는 자연인. 벌이 줄어든 대신 햇빛과 물만 있으면 되는 작은 밭농사가 요즘은 그의 가장 중요한 일거리다.

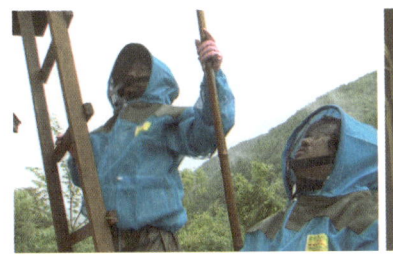 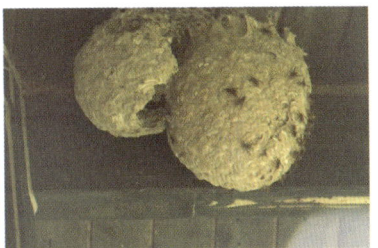

사다리를 타고 올라가 말벌집을 제거하는 자연인

"파프리카, 깻잎, 고추 등을 지어 먹지요. 자그맣게 해요, 그냥. 먹고살 수 있을 정도로만. 많이 먹으면 뭐해요. 먹을 만큼만 먹고, 그렇게 사는 거지요."

가끔 별식이 필요할 땐 맑은 개울가로 간다. 맨손으로 가재를 잡기도 하고, 미리 넣어둔 통발을 꺼내 올리면 먹을거리를 한가득 얻을 수 있다. 1급수 못지않은 이 맑은 계곡 물엔 사는 생물도 많고 먹을 것도 많다.

자연은 그대로 두기만 하면 많은 것들을 거저 나누어 준다. 그것이 자연에 사는 고마움이고 즐거움이다.

그가 갑자기 나무에 오른다.

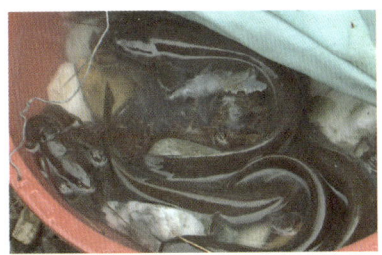

개울에서 잡은 가재와 물고기

"가을걷이 하는 거예요. 잣나무에서."

다행히 올해 잣농사는 풍년이다. 그런데, 가만 보니 잣 빼는 나무가 아주 신통방통하다! 툭 하고 누르면, 톡 하고 잣이 나온다.

"장비지, 장비. 목(木)장비. 구석기시대나 신석기시대나 청동기시대나 다 이렇게 했죠. 옛날 사람이라고 해서 사람의 지능이 떨어지는 것은 아니에요. 다 필요한 도구를 만들어서 썼지. 오늘날 장비들은 모두 그때 것들에서 발전한 거지. 난 그렇게 생각해요."

그때, 다람쥐 한 마리가 쪼르륵 다가와 잣을 먹기 시작한다. 이 작은 산 친구도 잣의 고소한 냄새를 맡았나 보다.

"가끔씩 여기에 놀러오는 다람쥐에요. 가까이는 안 오는데 주위는 늘 맴돌아요. 같이 먹고 사는 거죠, 뭐. 사실 내가 걔 먹는 것을 뺏어 먹는 거지."

그의 자연의 삶에 다람쥐가 함께한다.

해가 저물고 집에 돌아와 저녁을 준비하는 자연인. 냄비 하나에 가득 든 이 빨간 음식의 정체는 무엇일까?

일명 '레드푸드 죽'. 이것이 바로 자연인표 건강식이다.

자연인은 본인이 재배한 음식으로 레드푸드 죽을 만들어 먹는다고 한다. 옥수수를 불린 뒤 파프리카, 방울토마토를 함께 넣어

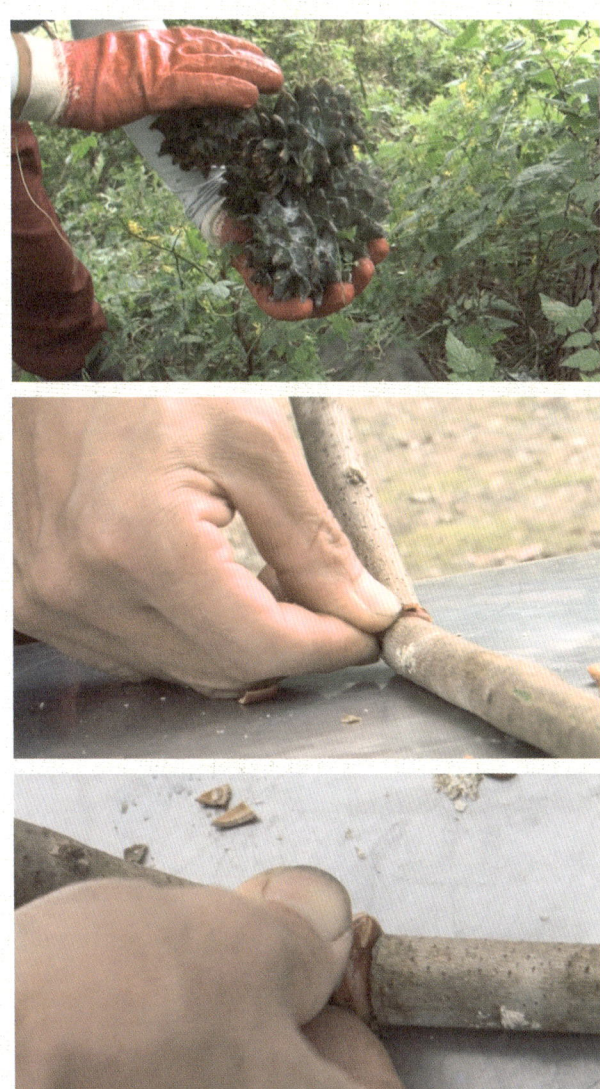

나무의 홈에 잣을 넣고 누르면 알맹이만 쏙 나온다.

푹 삶아 죽처럼 먹는 것이다.

적당히 불려서 삶은 옥수수는 푹 퍼지지 않아서 씹는 맛이 있다. 토마토는 잘 익어 부드럽고, 그 향이 파프리카의 향과 옥수수의 고소한 맛과 매우 잘 어울린다.

식감도 맛도 향도 일품인 자연인만의 특별식이다.

레드푸드 죽 외에도 자연인이 즐겨 먹는 음식이 또 있다. 그건 바로 애벌레 튀김.

양봉을 하는 자연인은 말벌집을 제거하면서 그 속에서 애벌레들을 쉽게 얻을 수 있다고 한다. 애벌레들을 잔뜩 골라내 식용유 두른 프라이팬에 넣고 달달 볶아서 먹으면 이 또한 일품.

단백질 덩어리인 애벌레는 그만큼 맛이 아주 고소하고 부드럽다. 직접 농사 지어 얻은 깻잎에 싸서 먹기도 하는데, 비위가 좋지 않은 사람은 이렇게 깻잎에 싸 먹으면 깻잎 향 덕에 더 맛있게 먹을 수 있다고 한다.

"맛이 특이하죠? 깻잎 향도 나고 애벌레 맛도 나고… 비위 안 좋은 사람들이 먹기에 좋은데, 더 맛있어, 더 맛있어요."

직접 재배하고 손수 얻어낸 재료들로 자신만의 요리를 만들어 먹는 그가 더없이 풍족하고 풍요로워 보인다.

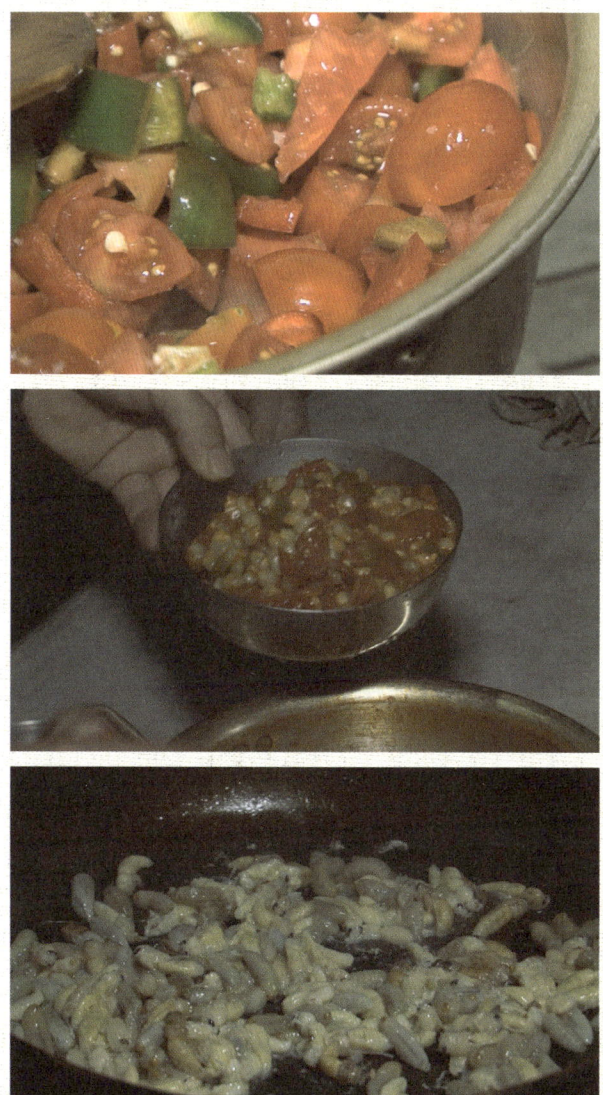

자연인은 레드푸드 죽과 애벌레 튀김을 즐겨 먹는다.

산에서 사는 지혜

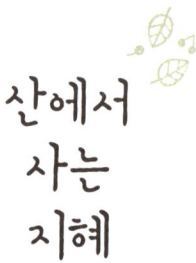

🍃 깊고 높은 산엔 밤도 빨리 찾아온다. 해가 저무니 아무것도 보이는 것이 없다.

"전기가 없어요. 대신 저만의 방법이 있지요."

밤이 되면, 건전지를 이용하는 헤드랜턴이 자연인의 해가 되어 준다.

초가을이지만 매서운 추위가 느껴지는 산속. 그가 소나무 송진을 이용해 방에 불을 땐다. 암자에 온 듯 소

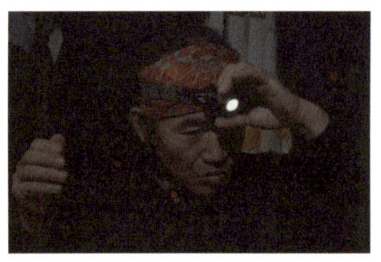

밤에는 헤드랜턴으로 어둠을 밝힌다.

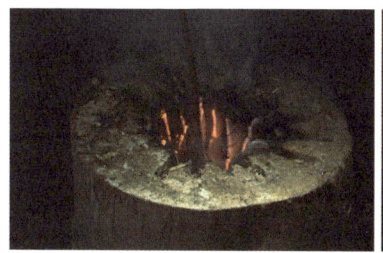 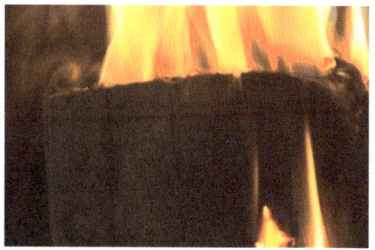

소나무를 파서 불을 피우는 자연인의 아궁이

나무 향기가 훅 하고 집 안을 가득 메운다. 소나무의 가운데를 파고, 그 속으로 불쏘시개를 넣으면 되는 자연인표 아궁이. 이 모든 것이 그가 손수 만든 것이다.

"이걸로 불을 때면 향도 좋고 따끈하고… 아주 좋아요. 운치도 있지."

전기가 들어오지 않는 곳. 그렇기에 자연에서 이런 지혜도, 즐거움도 얻을 수 있다.

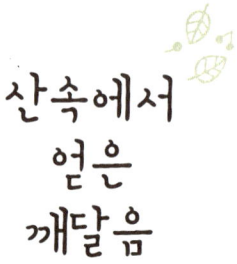

산속에서 얻은 깨달음

🌿 그의 방은 다섯 평 남짓한 좁은 공간. 몇 안 되는 옷가지와 책 몇 권이 전 재산이다. 먹을 만큼만 먹고 꼭 필요한 것만 가지고 사는 삶, 아니 우리는 반드시 필요할 거라고 생각한 것조차도 그는 갖고 있지 않다.

이렇게 극도로 간소하게 사는 것이 불편하지 않을까? 스위치만 누르면 불이 켜지고 물이 나오는 도시에서의 삶, 산을 내려가기만 하면 편리함을 취할 수 있을 텐데 말이다.

"삶이 거기서 거기죠, 뭐. 대부분의 사람들이 삶이 거기서 거기인데, 그래도 거기서 풍요롭게 살고 편안하게 살고 싶어 하잖아

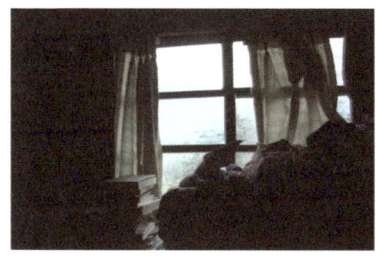 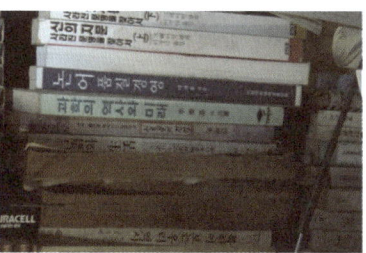

극도로 간소한 자연인의 방

요. 하지만 물질이 중요한가요? 물질은 기본적인 것만 취할 수 있으면 된 것이고…. 물론 제 손에 돈이 들어온다면 당연히 움켜쥐겠지요. 하지만 안 들어오면 못 움켜쥐는 거고…. 돈을 쫓아 다니지는 않는 거죠. 호랑이 입에 토끼가 들어오는데 바로 먹지, 뱉겠어요? 그런데 이리 뛰고 저리 뛰면서 먹으러 다니지는 않죠. 물론 배고프면 먹기야 하겠지만. 산짐승은 4시간 일한대요. 먹기 위해서. 사람도 먹고만 산다면 쌓아놓으려고 하지 않을 거예요. 저는 그렇게 생각해요."

타인과 비교하지도, 없다고 비관하지도 않으며, 채우는 것이 아닌 비우는 삶을 사는 자연인. 그것이 그가 이 산을 택한 이유다. 먹고사는 것이 중요할 뿐, 더 많이 가질 필요도 없고 가질 것도 없다는 자연인의 말이 현자가 들려주는 진리의 말씀처럼 들린다.

그렇게 본질에 충실하게 산다면 서로 비교할 것도 없고, 더 많이 갖기 위해 다툴 것도 없고, 스트레스라는 현대인의 질병도 사라질 텐데 말이다.

갑자기 산속에 태풍이 불어닥친다. 몇 년 만에 찾아온 거대한 태풍이다. 심어놓은 고추나무가 넘어지고 쓰러져도 어찌해볼 방법이 없다. 그런 날이면 그는 군불을 뜨끈하게 때고 방에 들어앉아 밖을 내다본다.

"할 수 있는 게 아무것도 없어요. 애써봤자, 안 되는 거죠. 그냥 자연에 맡기고 관망해야죠. 사람이 무슨 힘이 있겠어요? 자연 앞에서."

득도한 이의 말투다.

"그냥 열심히 살다 가는 거예요. 지금 이 순간, 열심히 살아야지

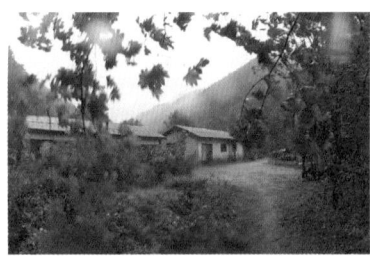
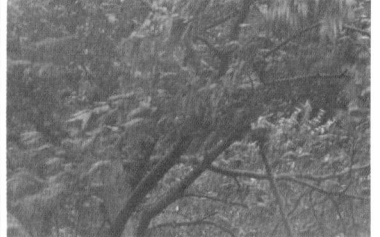

태풍이 부는 산속

요. 비가 오면 비가 오는 대로, 바람이 불면 부는 대로 그대로 그냥 받아들이죠. 그게 자연이니까요. '비가 왜 오지? 바람이 왜 불지?' 불평하지 말고 받아들이는 거예요. 그렇다고 해서 계속 비가 오는 건 아니잖아요. 언젠가는 멈추게 되어 있고, 좋은 공기 마시고 세상 풍파 부딪히는 거 없고…. 건강하게 살고 있잖아요. 그걸로 감사하는 거죠. 계절별로 단풍 들고 낙엽 지고 눈 내리고 바람 불고 눈보라 치고…. 이렇게 좋은 곳에서 살고 있는데 감사해야죠."

  그의 말이 한 편의 시처럼 들린다. 그리고 뭔가 깨달음 같은 것이 스며든다.

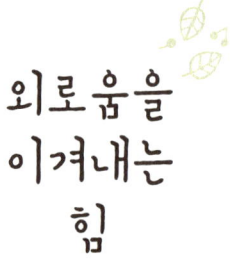

외로움을
이겨내는
힘

🌿 창밖을 바라보던 그가 무언가를 만들기 시작한다.

"뜸 뜨려고요. 내가 직접 만들어서 내가 직접 떠요."

능숙한 손놀림으로 뜸을 다리에 올려놓는 자연인.

"뜨거울 때 힘주면 엄청 뜨거워요. 말 그대로 천지 차이야. 그냥 몸으로 받아들여야 돼요. 뜨거운 것이 쑥 들어오게. 그러면 안 뜨거워요."

산속 생활을 하며 터득한 그만의 방법이다.

"뜸 뜨면 건강에 좋고. 육체건강, 정신건강 두 가지잖아요. 정신

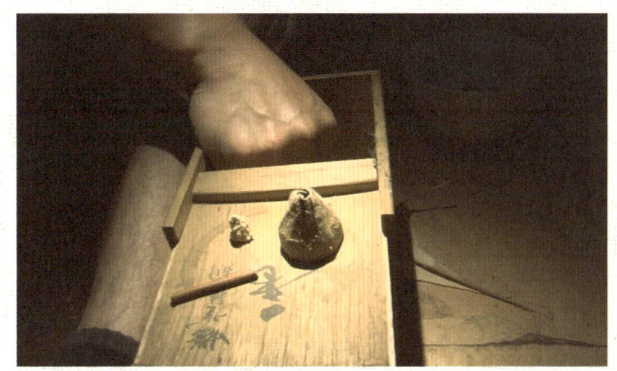

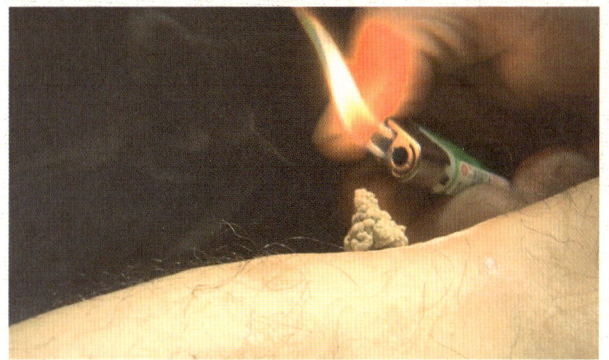

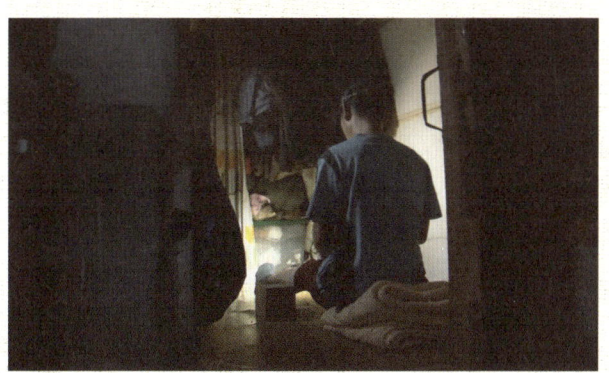

자연인은 직접 뜸을 뜨며 정신무장을 한다.

무장을 하는 거죠. 마음이 독해야지, 마음이 순해서는 뜰 수가 없어. 독해져요, 뜸 뜨면…. 어찌 마음이 흔들리겠어요? 흔들릴 수가 없지."

첩첩산중에서 외로움을 이겨내는 자신과의 싸움. 그렇게 그는 산속에서 홀로 20여 년을 보냈다.

다음 날 아침, 태풍이 잦아들고 다시 고요한 산속의 아침이 밝았다. 이른 아침부터 자연인이 땅을 파기 시작한다. 얼마나 깊이 파 내려가는지 2m는 됨직하다. 뭐가 나올까 싶은 그때, 작은 항아리 하나가 보인다. 그는 깨질세라 조심조심 항아리를 꺼낸다. 도대체 무엇을 넣어둔 항아리기에 그렇게 애지중지하는 것일까?

"11년 전에 제가 양봉을 처음 해서 넣어둔 꿀이에요. 그러니까만 10년 된 꿀이죠. 꿀도 땅속에 오래 묻어둘수록 좋지요. 봐요,

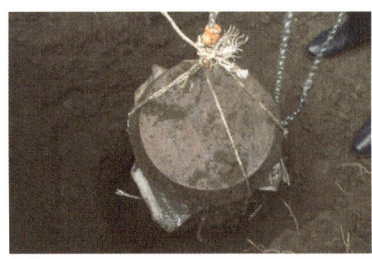 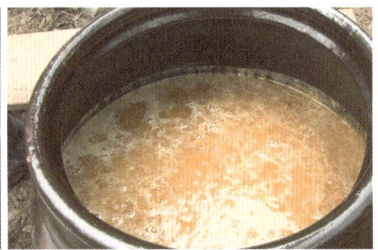

자연인이 처음 양봉해 묻어둔 10년 된 꿀

아주 좋아요. 숙성이 아주 잘 됐어요."

그의 얼굴에 함박웃음이 떠오른다. 자연에서 모든 걸 배우겠다고 다짐한 지난날,

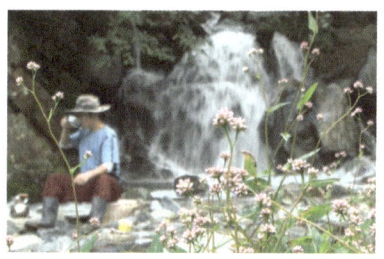
계곡에서 꿀물을 마시는 자연인

빈손으로 맨몸으로 시작한 11년 전의 희망이 오늘, 그에게 이렇게 달콤한 결실을 안겨주었다. 천천히, 하나씩 알아가고 채워가는 것, 자연이 그에게 알려주고 가르쳐주는 지혜다.

그가 한 손에는 물주전자를 들고 다른 한 손에는 10년 된 꿀을 들고 계곡으로 간다. 계곡은 그의 일터이자 쉼터다. 물주전자에 맑은 계곡 물을 뜨고 거기에 꿀을 타서 바위에 걸터앉아 한 잔 들이켠다.

"히야~ 맛 좋다~"

그야말로 꿀맛 같은 시간. 11년을 기다려온 보람이 있다. 그는 그렇게 또 새로운 즐거움을 하나 더 얻었다.

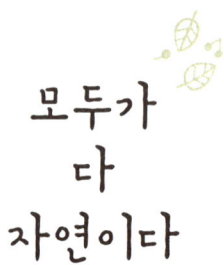

모두가
다
자연이다

🍃 사람의 발길이 쉬이 닿지 않는 곳. 자연인은 혼자다. 하지만, 그는 외롭지 않다.

"저도 자연의 일부예요. 사회 조직의 일부이고. 다 자연이죠. 자연 아닌 것이 어디 있어요."

그가 깊은 산 속에서도 혼자가 아닌 이유가 바로 그것이다. 많은 것을 내려놓을 수 있는 용기, 그리고 되돌아볼 수 있는 여유. 자연 속에서 그는 인생의 가장 큰 재산을 얻었다.

깊은 산 속, 높은 산의 정상, 그곳에서 한 마리 호랑이처럼 살아가는 남자. 먹이를 쫓기 위해 동분서주하지 않고 그저 배고픔을 위해서만 사냥을 하는 한 마리 호랑이처럼 당당하고 여유롭게 살아가는 자연인. 도시인의 기준으로 본다면 아무것도 가진 게 없는 낮은 자일지 모르지만 그는 현재, 누구보다 높은 곳에서 왕처럼 살고 있다.

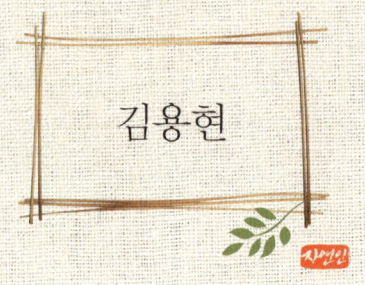

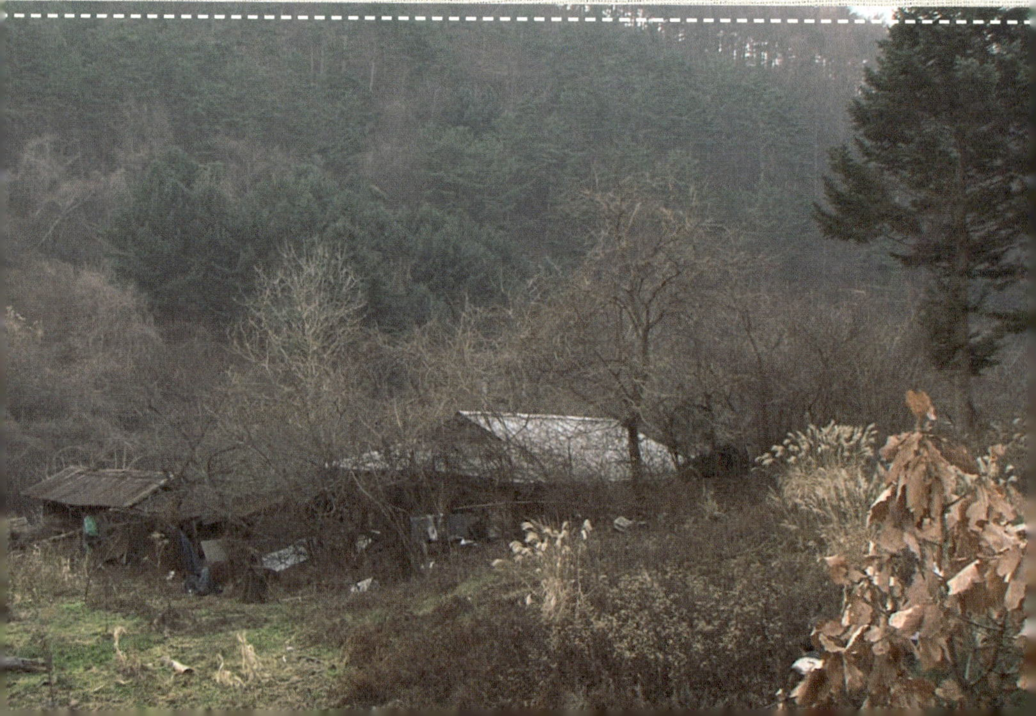

산짐승들의 아빠

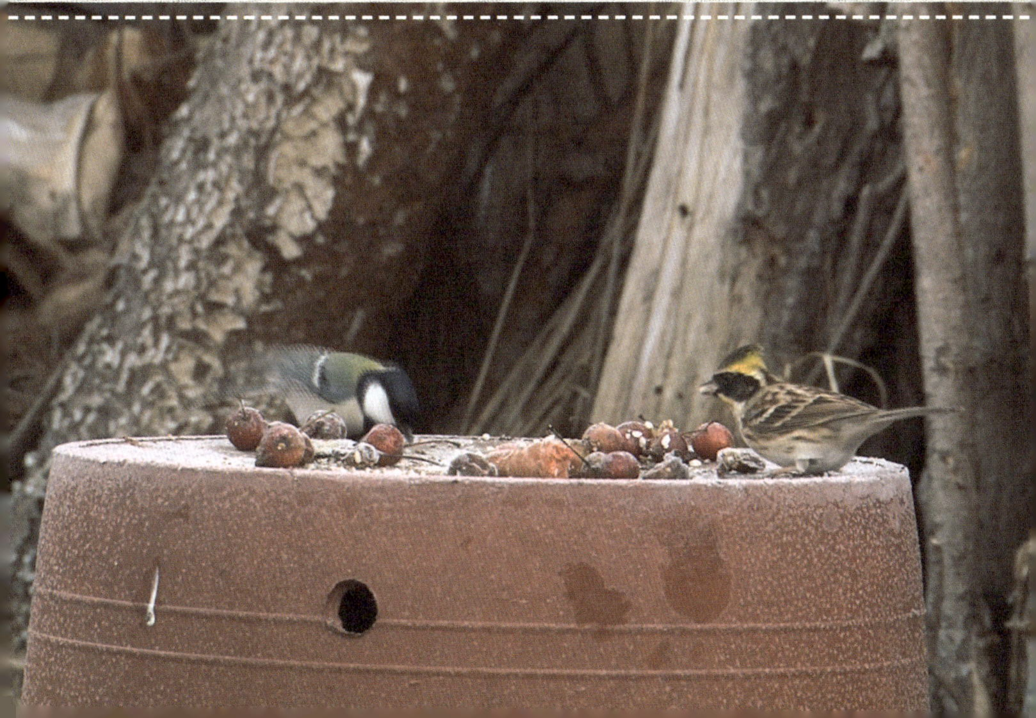

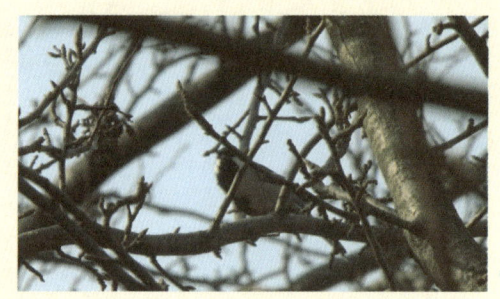

"사람의 눈엔 무질서하게 보이지만
동물들이 볼 땐 다 자연의 질서가 있는 거예요."

백두대간에서
특별하게
살다

백두대간 자락의 산간지역에 위치해 빼어난 풍광을 자랑하는 강원도 정선. 해발 약 1,100m 고지 첩첩산중, 그 깊고 깊은 산 속에 꽁꽁 숨겨진 자연인만의 지상낙원이 있다. 그 안에서 펼쳐지는 365일 기상천외하고 유쾌한 삶. 산짐승들의 아빠를 자처하는 김용현 씨의 삶의 이야기가 이곳에서 시작된다.

깊은 겨울의 산속은 한적함을 넘어 고요함까지 느껴진다. 바람 외엔 친구가 없을 것 같은 이곳. 여러 시간을 헤매다 겨우 발견한 것은 으스스한 폐가들뿐이다.

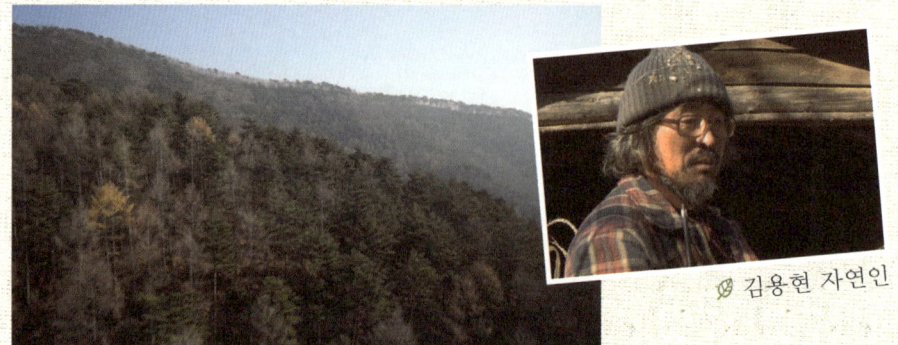

🌿 김용현 자연인

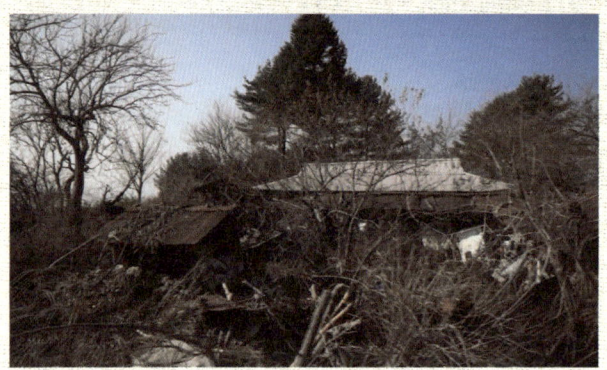

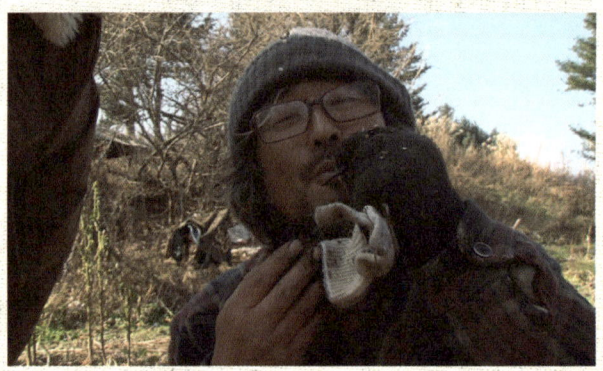

강원도 정선의 첩첩산중에 산짐승들의 아빠, 김용현 씨가 살고 있다.

그런데 어디선가 사람의 인기척이 들린다. 나뭇가지와 잡동사니들이 뒤엉켜 형태를 알아보기 힘든 이곳에서 톱질을 하며 반갑게 웃는 이 사람, 그가 바로 '김씨돌'이란 예명을 가지고 산에서 살고 있는 김용현 씨다.

그의 특기는 산짐승·산 벌레·산 곤충들과 함께 동고동락하기, 장기는 지렁이에게 뽀뽀하기, 고비 풀로 신발 만들어 신기, 매일 알몸으로 산행하고 흙 목욕하기, 떨어진 잎이 거름이 되는 자연농법 추구. 철칙은 자연의 순환을 거스르지 않고 사는 것, 온갖 열매와 직접 기른 채소는 산짐승들과 함께 나눠 먹기인 이 사람, 김씨돌. 간단한 소개만으로도 흥미진진한 자연인이다.

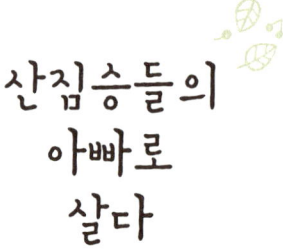

산짐승들의
아빠로
살다

🌿 구성진 '아리랑' 가락이 울려 퍼지는 정선의 깊은 산 속. 이곳의 버려진 듯한 낡은 집에서 자연인은 24년째 독사는 물론 청설모, 지렁이와 동고동락하고 있다.

"이 길은 뱀이 다녀요. 뱀들이 스윽 넘어가요. 그런데 다들 자고 있지. 지금은 한겨울이니까. 다람쥐, 청설모도 다 자고 있어요."

그는 왜 이곳에서 산짐승들과 더불어 살고 있는 것일까?

"지나가는 사람들이 이 집을 보고 자꾸 '사람이 사나 짐승이 사나' 궁금해하고 그런다니까. 그때부터 짐승이 되고 싶었어요. 사람의 눈엔 무질서하게 보이지만 동물들이 볼 땐 다 자연의 질서가 있는 거예요. 이 낙엽, 나무토막들이 다 보온 역할을 하거든요."

보온 역할을 한다는 낙엽을 걷어내자 다래가 보인다.

"이게 다람쥐가 하나씩 숨겨놓은 거예요. 썩은 것 같지만 깨물어봐. 아주 새콤달콤하니 맛있어요. 다람쥐가 이거 먹으려고 숨겨뒀다가 잊어버린 거지."

다래는 깊은 산골짜기에서 자라는 우리나라 대표 야생과일이다. 그는 이렇게 산짐승들과 열매를 나눠 먹고 산다.

그는 텃밭에 농사도 짓고 있다.

"작은 텃밭이에요. 하지만 인공적인 건 전혀 안 하고 자연 그대로, 자연농법으로 기르고 있지요."

자연농법을 추구하는 자연인의 텃밭엔 없는 거 빼고 다 있다.

그런데 깨를 비롯한 몇 가지는 아예 거두지도 않고 그대로 놓아

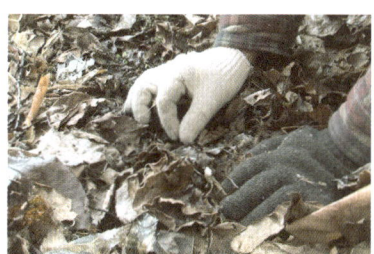 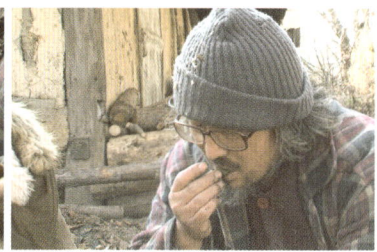

낙엽 사이에서 발견한 다래를 먹는 자연인

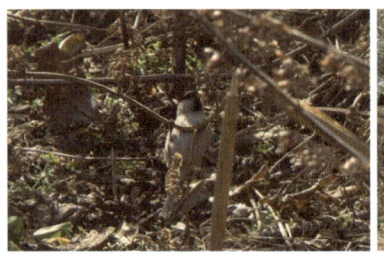 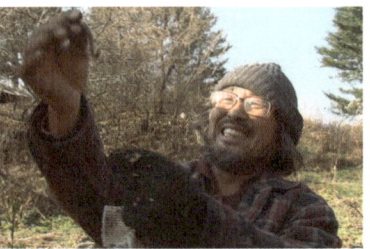

산새와 지렁이 모두 자연인의 식구다.

두었다. 산새들 먹으라고 남겨두는 것이란다. 덕분에 산새들은 자연인의 친구가 되었단다. 새들 말고 또 다른 친구를 소개해주겠다며 땅을 파는 자연인. 자연인이 소개한 친구는 바로 지렁이!

"이들보다 더 귀한 게 어디 있어. 난 제일 좋은 친구라고 생각해요. 이 애들이 흙을 향기롭게 만들거든요. 흙이 동글동글하죠? 지렁이가 다 부엽토를 만들어줘요. 이 흙이 지렁이 덕분에 산삼이 돼. 그리고 흙에 대한 예의나 존경심이 있어야 해요. 우리가 죽어도 어차피 흙이 되거든요."

그의 말 한 마디 한 마디가 산에서 사는 현자의 말 같다. 어찌 보면 흙에서 모든 것을 얻어 사는 우리, 흙으로 돌아갈 우리, 흙에 사는 생명을 소중히 여기고 흙을 귀하게 여기라는 말은 당연한 것이다. 그 당연함을 우리가 잊고 살 뿐.

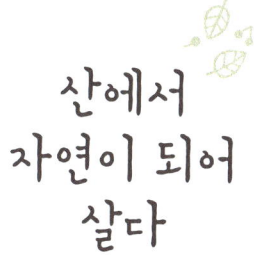

산에서
자연이 되어
살다

🌿 매일 정오엔 자연인에게 중요한 일과가 있다. 바로 산행이다.

산행에 앞서 들른 곳은 돌탑. 자연인은 늘 산행 전에 이 돌탑에 정성을 다해 인사를 올린다고 한다.

"샘, 나무들, 모든 자연한테 인사를 올리는 거예요. 산에 오르겠습니다. 잘 부탁드립니다."

그리고 산에 오른 지 채 10

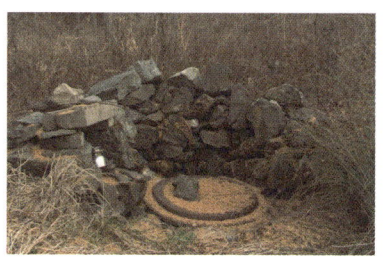

돌탑

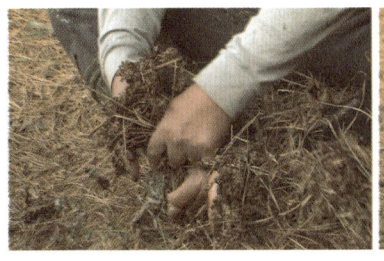 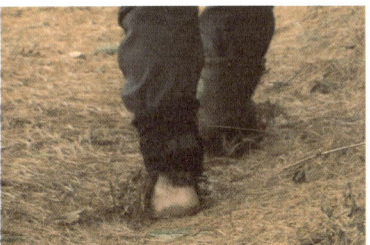

고비 풀로 신발을 만들어 신은 자연인

분도 안 돼 신발을 벗어버리는 자연인. 그에겐 발을 보호해주는 신발도 무용지물이다.

"제일 귀찮은 게 신발이에요. 얼마나 보드라워. 흙을 발로 비비면 아주 촉감이 좋아요."

실제 맨발 산행을 하면 발바닥의 용천혈을 자극해 혈액순환은 물론 피를 맑게 해준다고 한다. 그리고 가끔은 그의 특기인 고비 풀로 신발을 만들어 신는다.

매일 이렇게 산행을 한다니 자연인은 활력이 넘칠 수밖에 없겠다. 그런데 그가 갑자기 옷을 훌훌 벗어 던지기 시작한다.

"더워서 그래요. 이렇게 맨발로 산을 힘차게 오르면 온몸에 열이 나. 그래서 옷을 벗고 자연을 그대로 담는 거예요."

옷을 홀딱 벗어버리고 산을 느끼는가 싶더니 또 갑자기 흙을 온

몸에 바르기 시작한다.

"아~ 시원~하다!"

흙으로 목욕을 하니 땀구멍이 숨을 쉬는 것 같고 매우 향기롭고 좋다는 자연인. 누구 보는 사람 없을까, 염려하는 기색 없이 자유 그대로를 누리고 있다. 그렇게 알몸으로 한 시간여를 더 산을 올라 목적지인 듯한 곳에 도착했다. 1,100m 고지 관망탑. 자연인은 이곳에 오르자마자 또 여기저기 대자연에 대고 정성스레 인사부터 올린다.

"산신령님…. 아버님, 어머님들. 저쪽 방향이 독도 방향. 바다도 잘 지켜주시고, 잘 부탁드립니다. 저 금강산 줄기에도…."

자연인이 야생동물도 만나고 산불 감시도 한다는 이 정상. 이곳에서 내려다보니 그야말로 한 폭의 그림 같은 백두대간이 눈앞에 펼쳐진다. 매일 이런 자연의 혜택을 만끽하는 자연인 김용현 씨, 참으로 행복한 사람이다. 그런데 그는 왜 이 깊은 곳으로 들어와서 이렇게 자연 그대로의 삶을 살고 있을까?

"몸이 아주 안 좋아서 왔어

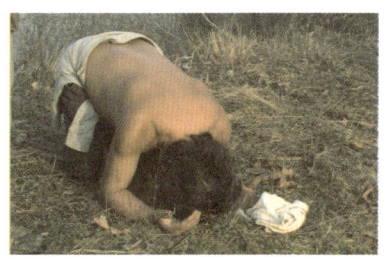

대자연에 인사를 올리는 모습

요. 죽을 몸으로 왔지, 괜히 독재 타도 앞장서다. 까불다가 많이 맞아서 몸이 안 좋은 상태에서 왔어요. 그런데 집이 비어 있더라고요. 그래서 그대로 들어와서 살았어요. 그냥 와서 있는 그대로 홀랑 벗고 와서…. 그런데 밥맛이 너무 좋은 거야. 그리고 자꾸만 새들이 몰려오고, 그래서 친구가 되고. 그렇게 살게 된 거죠. 그래, 이게 자연의 삶이구나, 싶어서 재미난 원고 쓰면 막걸리 값도 나오더라고요. 그러니까 24년이 흘렀어요. 내가 그렇게 24년 동안 혼자 이 산을 보고 있어요."

민주에 대한 열망으로 뜨거웠던 80년대. 명문대 출신 자연인은 학생운동에 앞장선 후 쫓기듯 강원도의 깊은 산 속을 찾게 됐다. 은신처로 찾았던 자연에서 몸과 마음의 상처들은 신기하게도 치유되어 갔고, 그는 다시 살아갈 희망을 되찾았다. 바로 이 산짐승들과 말이다.

자연스럽게 사는 법

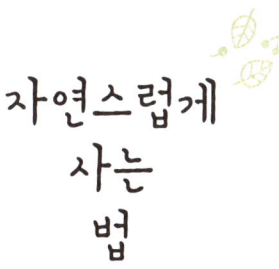

🍃 그의 집엔 여름엔 뱀이 들어왔다 나갔다 하고 거미는 아예 집 식구인 양 한 자리를 떡 차지한 채 함께 살아가고 있다.

"거미는 아주 중요해요. 자연농법으로 농사를 짓다 보니 왕거미가 와서 겨울에 따뜻하게 산다는 거. 왕거미가 많아야지 모든 벌레를 다 잡아주고 천적을 만들어주니까. 그래서 거미가 다 붙어 있기 때문에 남들이 보기엔 지저분해 보이지만 여기가 애들 둥지고 터전이에요. 함께 사는 거지. 심심하면 애들 이야기를 글로 적어요."

해충을 잡게 되면 호박잎에 싸서 저수지에 사는 물고기들에게 던져주고, 방 한쪽엔 밀, 보리, 감자와 같은 채소들을 항상 놓아둔다. 그건 그가 먹을 것이 아니라 배고픈 짐승들이 와서 먹고 가라고 놓아둔 것이다.

곤충, 벌레, 산짐승들이 그에게 새 삶을 살게 해주었기 때문에 그 무엇을 주어도 아깝지 않다는 자연인. 늘 본인보다 자식들 먼저 챙기는 부모의 마음처럼 산짐승들을 살뜰히 챙긴다. 그는 그야말로 산짐승들의 아빠라 할 수 있다. 남들은 이해할 수 없는 삶일지라도, 그러면 어떠하랴. 본인이 행복하면 그만인 것이다. 어수선한 방 안에서도 태연히 글을 읽는 그의 모습이 한없이 평화로워 보인다.

자연에 살며 보고 느낀 그대로를 글로 옮겨놓는 것은 그의 산중

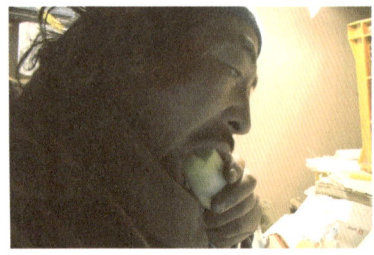
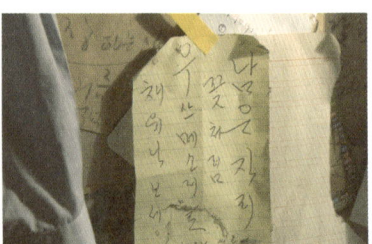

무를 씹어 먹으며 글을 읽고 있는 자연인

취미다.

"이곳에선 무서운 게 없어요. 사람이 짐승들한테 나쁜 짓 하는 거지, 짐승들은 먼저 덤비지 않거든요."

아침저녁이면 뜨거운 물 한 양동이를 들고 개울가로 가 차가운 물과 더운물을 번갈아가며 목욕을 한다. 하루에도 몇 번을 한다는 자연인. 반드시 목욕을 한 후에 잠자리에 든다고 한다.

이른 새벽, 아직 해가 뜨려면 멀었는데 자연인의 하루는 벌써 시작이 된다.

"몸 안에 있던, 여러 가지 채소를 먹었던 창자 속 분비물이 2시나 2시 반 사이에 다 빠져나가 버려요. 그냥 깨끗하게 창자 속이 비워져 버리는 거지요. 그러면 몸이 아주 가뿐해져요. 그리고 냉수 한 잔 마시면 더욱더 몸이 가벼워져요."

누가 산짐승들의 아빠 아니랄까 봐 눈 뜨자마자 가장 먼저 산새와 고라니, 청설모들의 먹이부터 챙긴다.

그리고 개울에서 말끔하게 씻고 쑥으로 얼굴을 닦는 자연인.

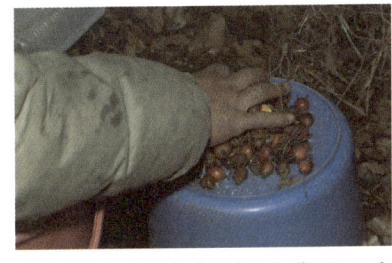

산짐승들의 먹이인 산사과를 놓아두는 모습

"이게 약쑥이거든요. 쑥이 하나하나 흔들리면서 향기를 품어주 잖아요? 나도 배워야 하는데…. 인간의 향기가 쑥 정도만 되어도 얼마나 좋을까 싶어요. 마른 잎은 이렇게 뜯어서 쑥에게 감사하는 마음으로 수건 대신에 얼굴을 닦으면 참 좋아요, 향도 좋고."

자연에 살며 모든 일에 감사함을 배웠다. 그리고 부지런함은 덤으로 얻었다.

그는 아침밥을 먹기 전에 운동 삼아 거름을 지러 간다. 이때, 칠흙 같은 어둠 속에서 자연인의 발길을 멈추게 하는 것이 있다. 밤새 자연인의 집 앞에 왔다 간 고라니의 발자국이다. 그런데 그가 그 발자국을 지우기 시작한다.

"이걸 놔두면 사냥개나 포수들이 와서 자꾸 잡아가요. 사람들이 노루 고기가 좋다느니 해서…. 이거는 안 되는 일이거든요. 쟤들이 물론 농산물을 조금 먹는 것은 사실이지만 이 아름다운 금수강산에 좋은 일도 많이 합니다, 보이지 않게. 그러니까 몇만 년을 흘러왔지 않겠습니까? 사람들과 더불어서. 다 같이 살아야지요. 사람만 살려고

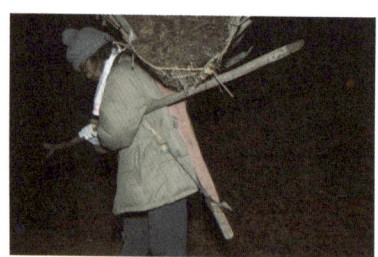

지게를 지고 나서는 자연인

해서는 안 돼요."

역시 산짐승의 아빠다운 삶이다.

그는 새벽 산에서 낙엽을 발효시킨 거름을 지고 간다.

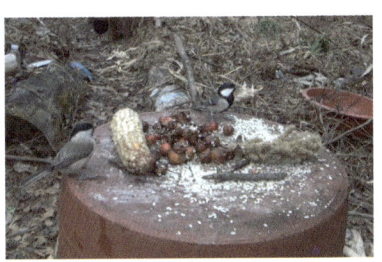
열매를 먹는 새들

이 거름은 욕심 없이, 그저 자신과 산짐승들이 배곯지 않을 정도면 충분한 그의 텃밭에 효자 노릇을 할 것이다.

드디어 깊은 산에 동이 튼다.

자연인이 새벽에 놓아둔 열매들을 산새들이 맛있게 먹고 있다. 이제 자연인도 아침을 먹을 시간이다. 한바탕 산행을 하고 와서 출출한지 그는 여기서 호박 하나, 저기서 무 한 개를 뽑아 아침 식사를 준비한다. 자연에서 얻은 재료로 만들어 자연에서 먹는 식사는 그 자체가 건강식이다. 재빨리 아침을 해 먹은 그가 부지런히 움직인다.

"밀밭 밟기를 해야 해요. 뿌리가 뜨면 수확이 잘 안 되거든요. 잘 밟아줘야 해요."

자연인은 밀도 직접 키운다. 추위로 들뜬 뿌리를 땅에 밀착시켜 튼튼하게 자라길 기원하는 밀밭 밟기 후, 바로 새로운 씨앗 뿌리

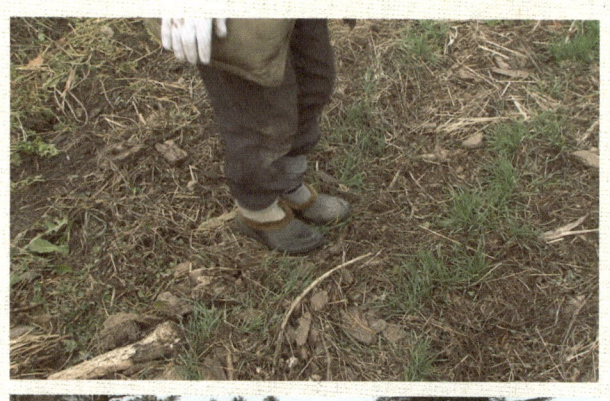
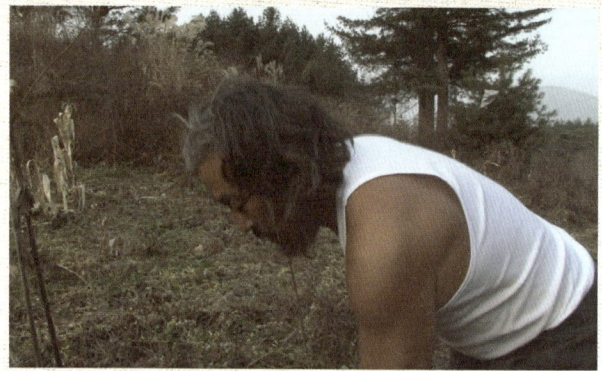
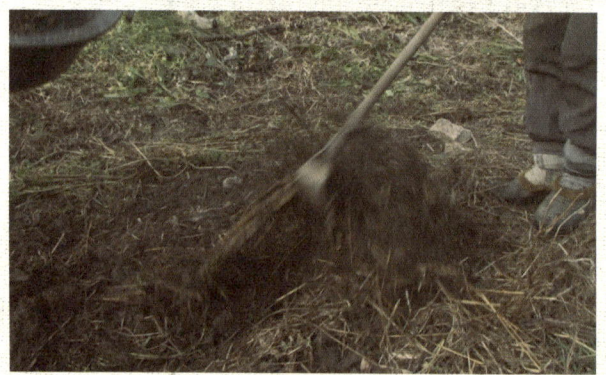

밀밭 밟기 후 새로운 겨울철 농사 준비에 한창이다.

기를 준비하는 자연인. 겨울철 농사일이 한가할 거란 생각은 도시인들의 착각인가 보다.

"산더덕 씨를 뿌릴 거예요."

밭고랑을 갈아 씨앗을 뿌리는데, 이상하다. 방금 밀밭이라고 했던 곳에 더덕 씨를 뿌리고 또 마늘도 심는다.

"이 줄엔 뭐 심고, 저기엔 줄 맞춰서 뭐 심고…. 그게 군사문화야. 자연이 언제부터 여기 더덕 있고 저기 마늘 있었어요? 산도 풀이고 곡식도 다 풀이에요. 그래야 새들도 마음껏 날아다니듯이 자연 그대로 뿌려놓는 거예요. 그럼 어울리는 것 같아요."

밭농사조차도 자연 그대로에 순응하는 방법으로 하는 자연인, 이것이 그가 산에서 찾은 삶의 해답이다.

바구니에 가득한 무공해 채소들! 모두 자연인이 자연농법으로 키운 것들이다. 밭에서 금방 따온 채소를 한아름 들고 점심 식사를 준비한다. 모닥불을 피우고 자주감자와 옥수수, 영양 만점인 단호박까지 구워 먹는다.

씨만 뿌렸을 뿐인데 밀이 잘 자라주었다.

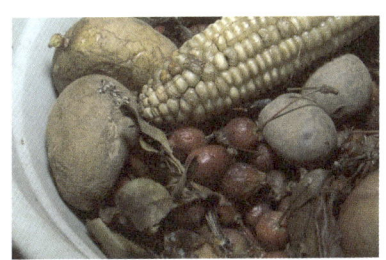

바구니 속 채소들

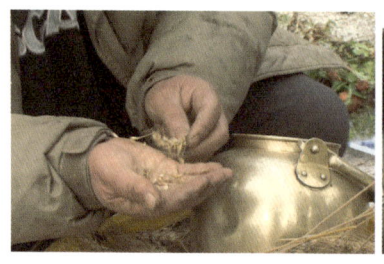 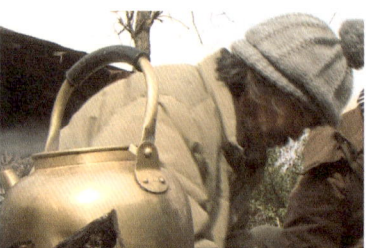

밀 껍질을 비벼 털어서 밀알로 차를 끓인다.

"밀을 씹으면 껌이 돼요. 이 껍질을 털어서 주전자에 담고 물 부어서 끓여 마시죠."

밀은 차로도 끓여 마시지만 생식도 한다. 밭에서 갓 수확해온 시금치는 그대로 씹어 먹는다. 달다, 달다 하며 먹는 그의 얼굴이 진짜 맛난 음식을 먹는 표정이다. 또 시금치에 밀을 싸서도 먹는다. 처음 보는 방식이지만 건강이 입으로 들어가는 것처럼 보인다.

바쁜 그의 하루가 이렇게 지나간다. 자연인은 1년 365일, 하루 24시간 모두 자연의 순리에 맞춰 살고 있었다. 자연인은 산에서 사는 그는 우리에게 어떤 말을 들려주고 싶을까?

"산에 많이들 놀러 오시고 자연을 깨끗하게 해주시고…. 물고기, 짐승들 잡지 말고, 약초 뿌리째 캐가지 마시고 있는 그대로…. 대자연에서 살아가는 게 좋죠. 저도 잠시 왔다 가는 몸인데, 잠시 내려놓고 가야죠. 잘 부탁드립니다."

   24년째 산짐승들의 아빠를 자처하며 살아온 자연인 김용현 씨. 가진 것 없고 조금 불편한 삶이면 어떤가. 자연이 곧 기쁨이자 행복이니 말이다. 유쾌한 웃음과 넉넉한 마음까지, 자연인 김용현 씨는 자연과 참 닮아 있었다.

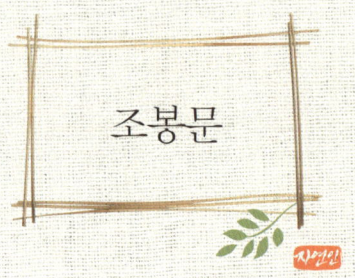

조봉문

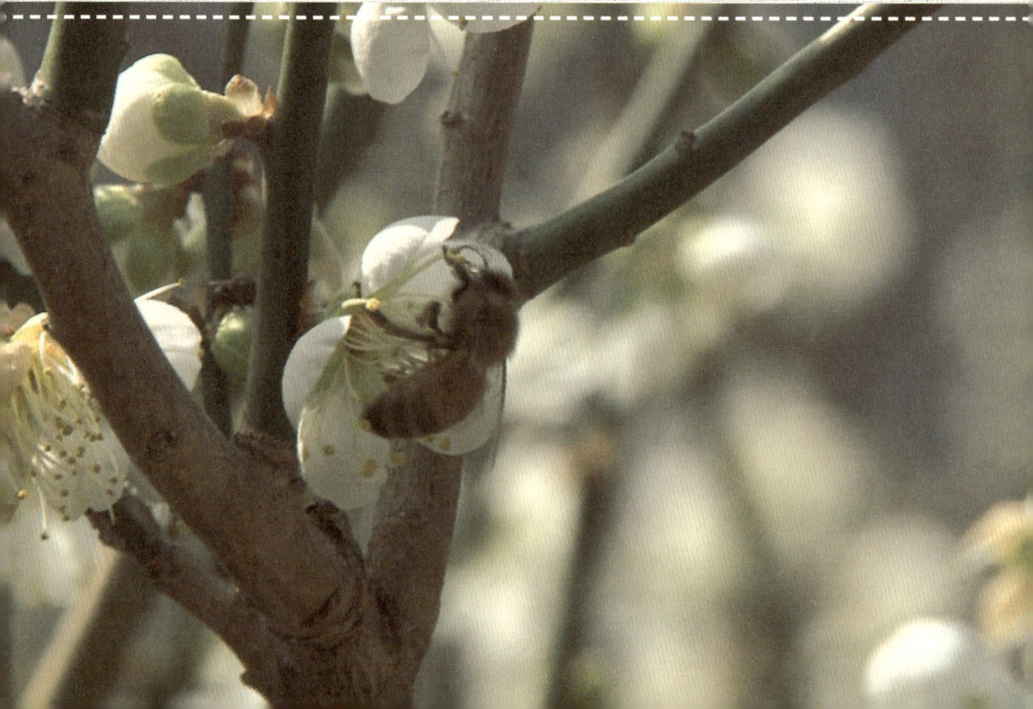

긍정의 산사나이

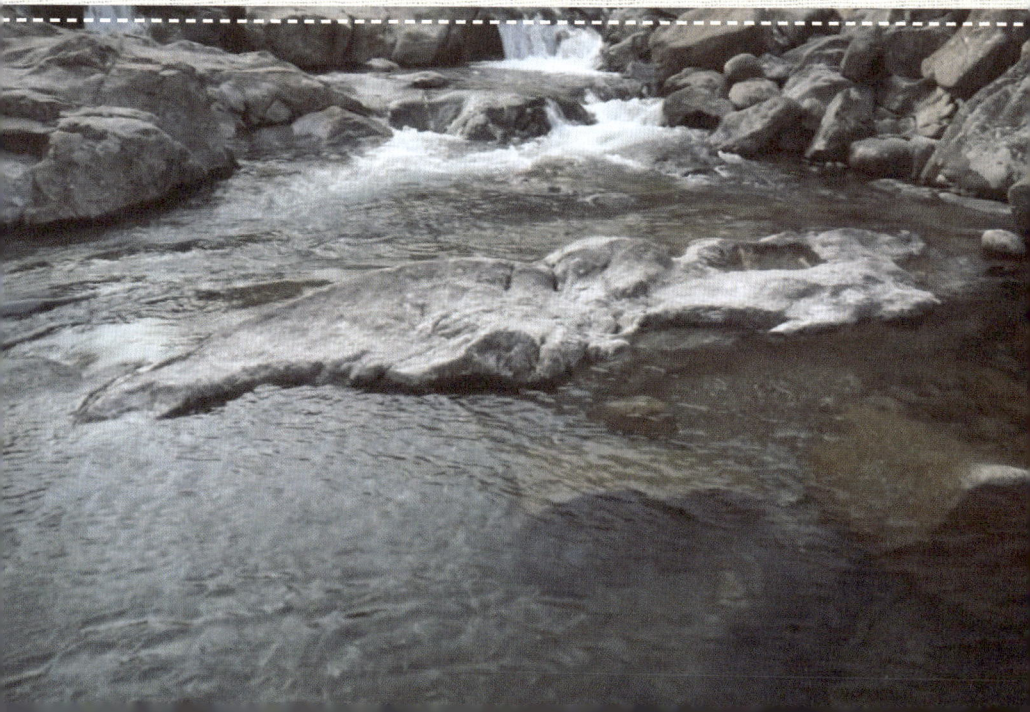

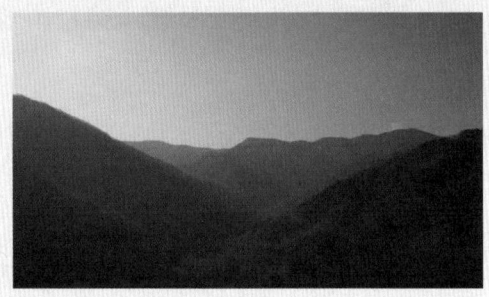

"나는 자연밖에 몰라요.
자연이 나를 얼마만큼 도와주고
먹여 살리고 있는데.
나는 부모와 같이 사는 거지요."

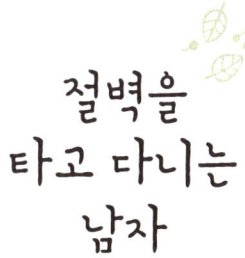

절벽을
타고 다니는
남자

사람의 발길이 쉬이 닿지 않는 첩첩산중. 오로지 바위와 흙으로만 뒤덮인 험한 길을 헤치며 절벽을 걸어 내려오는 남자가 있다?!

한눈에 봐도 아찔해 보이는 높은 절벽을 마치 평지를 걷는 것처럼 거침없이 내려온다. 이 야성의 사나이가 바로, 오직 산에 의해 살고 산을 위해 사는 자연인 조봉문 씨다.

그가 절벽을 운동장 걷듯 하는 이유는 바로 높은 바위에만 핀다는 석이버섯을 채취하기 위해서다.

이 석이버섯은 아무에게나 허락되지 않은 자연인만이 누릴 수

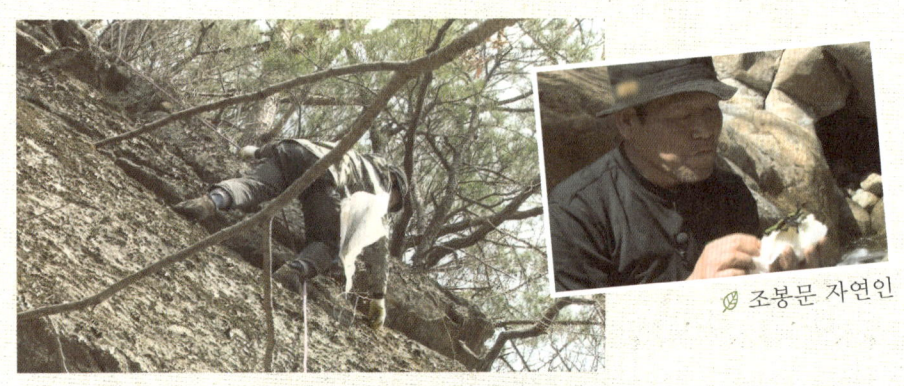

🌿 조봉문 자연인

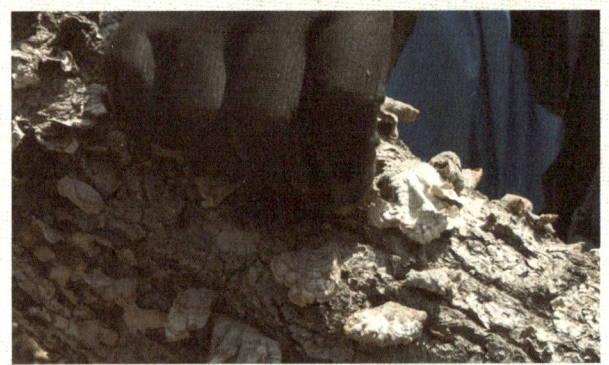

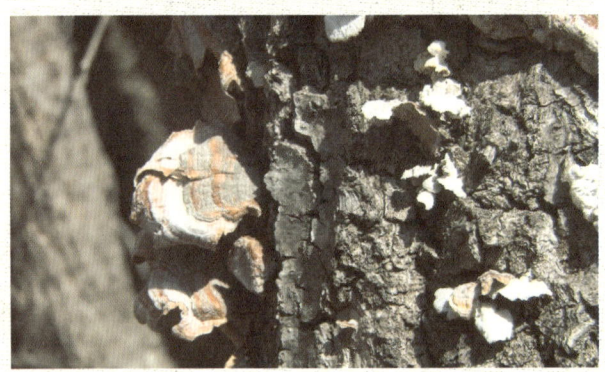

석이버섯을 채취하는 자연인은 가파른 절벽과 높은 바위를 쉽게 오르내린다.

있는 특권이다. 늘 이렇게 바위와 절벽을 다니다 보니 이제 절벽이 땅만큼이나 편하다는 그. 자연에서는 이렇게 뭐 하나 쉽게 얻을 수 있는 게 없다. 대신, 땀과 노력이 배신하지 않는 곳, 그 자연의 이치가 지금의 자연인을 만들었다.

"아주 귀한 버섯이에요, 이게. 있어도 아무나 못 따니까요. 석이버섯은 채취 허가가 있는 사람만 딸 수 있어요. 이거 비싸다고 따다가 떨어져 죽는 사람 많아요. 산에서는 '산삼 깍두기'라 그리지요. 나는 이거는 팔지도 않고, 내가 필요해서 먹으려고 조금 따는 거지요. 이거는 돈벌이가 되는 게 아니에요."

가파른 절벽에 핀 석이버섯을 겨우 찾아내었더라도 자신이 먹을 만큼만 캐간다는 그는 이내 미련 없이 자리를 뜨고 다른 버섯을 찾는다.

"그리고 이건 운지버섯이에요. 참나무 운지버섯. 참나무 운지버섯이 제일 좋은 거예요. 이거는 놔두면 다 썩어요. 그러니까 지금 따야 돼요."

그런데 그 좋다는 운지버섯을 다 따지 않고 남겨둔다.

"다 따면 안 되지요. 산에서는 절대 욕심을 버려야 돼. 다 따다가 해가 지면 집도 못 찾아가고, 많이 먹는다고 좋은 거 아니에요.

약은 어느 정도 선에서 먹어야지 욕심나게 많이 먹으면 안 돼요. 오히려 역효과가 있어요. 욕심이 화를 부른다고 하잖아."

적게 가질수록 더 귀하게 여기는 마음, 그것이 자연에서 조봉문 씨가 배운 귀한 깨달음이다.

자연은 맛있다

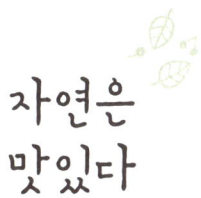

🍃 사시사철, 맑은 물이 끊이지 않는 곳. 높은 산, 깊은 골을 휘감고 내려오는 물줄기가 마음까지 시원하게 해준다.

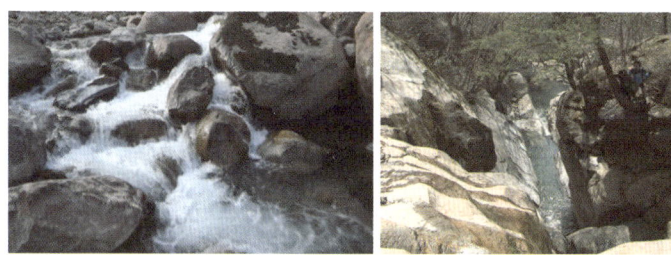

산속에서 만난 계곡

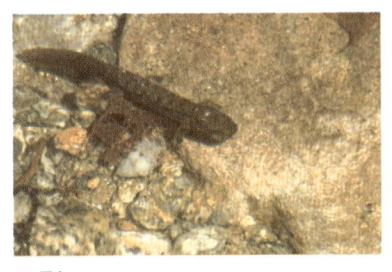
도롱뇽

옥빛의 물과 웅장한 바위, 그 모든 걸 품고 있는 푸르른 숲. 하늘과 땅 그리고 햇빛과 바람. 이 모든 것이 오롯이 자연의 힘으로 빚어낸 작품이다. 이곳의 물이 얼마나 맑은지 청정 1급수에서만 산다는 도롱뇽이 몸소 등장해 증명해준다.

자연인은 그 맑은 물가의 경치 좋은 바위에 앉아 식사를 준비한다. 이곳에선 그저 바위와 계곡만 있으면 모든 게 해결된다. 방금 딴 석이버섯을 물에 담가서 탱탱 불려 바위에 문지른다. 돌때를 잘 벗겨낸 후 밥에 석이버섯을 얹어 된장을 찍어 먹으면 끝.

밥과 된장만 있으면 숟가락도 밥그릇도 없이 어디서든 한 끼를 간편하게 해결할 수 있다. 진정한 자연인식 식사다. 바로 이 맛에 38년 동안 산을 떠나지 못했단다.

"쫀득쫀득하니 맛있어요. 아, 버섯 향이 참 좋죠. 산에서는 된장만 있어도 좋아요. 다른 반찬이 필요 없어요. 뒤에는 폭포가 흐르고 물은 휘돌아서 바위를 지나고…. 경치 좋지요, 나무랄 것이 없어요."

재빠르게 돌아가던 삶의 시계도, 조급했던 마음도 이곳에선 모두, 천천히 숨을 고르며 내려놓는다.

이렇게 지천에 맑은 물이 넘쳐도 자연인은 단 한 번도, 그 흔한 물병 하나 들고 다니지 않는다. 목 마를 때 맑은 물을 만나는 기쁨, 귀한 것일수록 조금 부족해야 정말 귀한 맛을 알 수 있기 때문이란다.

집에 가는 길에 나무를 해 가는 자연인. 부러진 나뭇가지 하나도 빼놓지 않고 줍는다. 산중에선 버려진 잔가지 하나도 소중한 재산이다.

자연인이 처음 이 산을 찾았을 땐 나무를 줍는 것이나 지게를 지는 것 하나하나, 모든 것이 서툴렀다. 하지만 때로 힘에 부쳐도 스스로를 담금질하며 한 발, 한 발 내딛었다. 그는 그렇게 자신만의 삶을 만들어왔다.

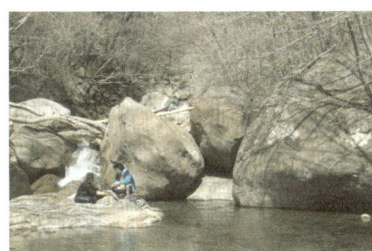 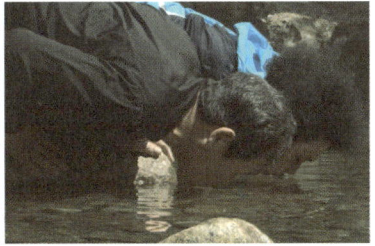

계곡과 함께하는 자연인의 모습

산과 함께하는 두 가지 지혜

🌿 산 정상 아래 자리한 조봉문 씨의 집. 높은 산 위에 자리한 이 집을 자연인은 손수 지었다.

나무와 흙, 돌 하나까지 모두 산에서 직접 구해다가 지은 집이다. 산중 생활이 30여 년이 다 되어가니 작은 집 하나 짓는 것은 뚝딱 해낼 정도의 일이다. 한 달가량 지붕이며 아궁이까지 다른 사람의 손 하나 빌리지 않고 온전히 손수 지었다. 그는 이렇게 지은 집으로 넉넉

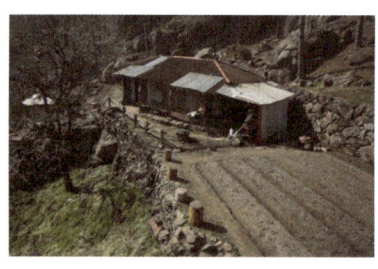
자연인의 집

한 자연의 품 안에서 하루하루, 더 넓은 마음을 품으며 살고 있다.

"산 위, 구름 위에서 사는 거 같지요? 산골에서는 이게 좋은 거지요."

그는 집에 도착하자마자 장작 패기에 열을 올린다. 산에서는 하루 해가 짧고, 또 많이 해놓았다 싶은 장작도 금세 사라지는 걸 알기 때문이다.

한바탕 장작을 팬 후 저녁을 준비하러 부엌으로 들어가는 자연인을 따라 들어가보니, 세상에! 그 좁은 곳에 냉장고며 가스레인지까지, 다 갖췄다.

도대체 이 깊은 산속에 저 냉장고는 어떻게 가지고 올라온 것일까?

"내가 원래 장군이야, 장군. 8km 되는 거리를 이 냉장고를 지고

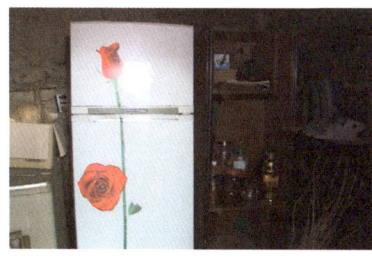 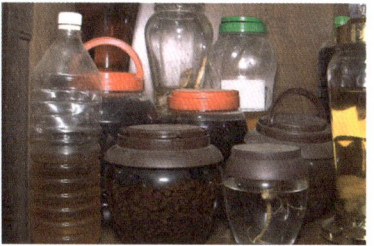

자연인의 부엌 살림들

올라왔어요, 깔끔하게."

그의 부엌에 냉장고, 가스레인지 말고도 눈에 띄는 것들이 있다. 한편에 옹기종기 모인 병들.

"이거는 노루궁뎅이 술이에요. 노루의 궁둥이 같이 생겼다 해서 노루궁뎅이버섯인데, 이 버섯으로 술을 담가 먹으면 좋다는 소리를 듣고 술로 담가봤어요. 한 3년 됐어요. 그리고 이건 10년 묵은 산삼주. 그리고 내가 제일로 아끼는 것은 이 술인데, 이걸 마시면 흰머리가 검게 변한다는 그 하수오예요."

그는 오랜만에 몸에 좋은 약술을 한 잔 마신 후, 방으로 들어가서 잠시 쉼을 청한다. 좋은 약술 마시고 좋은 공기 안에서 잠을 청하니 신선이 따로 없다.

두 평 남짓한 작은 공간에 세간이라고는 이불 몇 채와 옷 몇 벌. 그리고 책이 전부다. 하지만 상당히 아늑해 보인다.

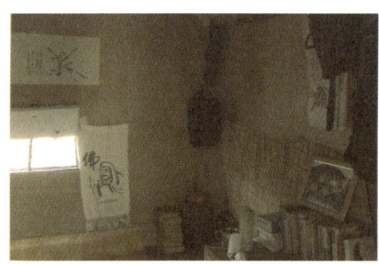
자연인의 방 안

"방이 외풍이 없고 따뜻해요. 이 책들은 다 보는 책이지. 눈 오고 비 내리고 하면 밖에 못 나가니까 방 안에서 책이나 보는 거지. 워낙 공부를 못 한 게 한이 돼서…."

첫 번째 지혜:
자연 그대로의 것을 이용하라!

아늑한 방에서 한숨 푹 자고 난 후, 다시 낫을 들고 오후 일과를 시작하는 자연인.
"저기 가서 산죽을 베어 가지고 원두막 지붕을 얹어야 돼요. 비가 새니까 지붕을 해야 돼. 산죽으로 덮으면 좋아요, 모양도 예쁘고. 도당(함석)을 사오면 돈 들고…. 산죽을 두껍게 덮으면 비가 안 새요."
집에서 몇 발만 떼면 산죽이 자라고 있다.

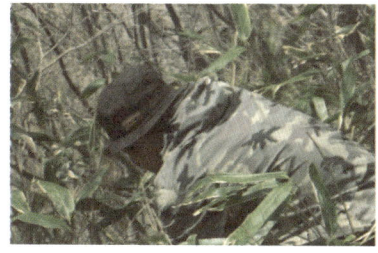 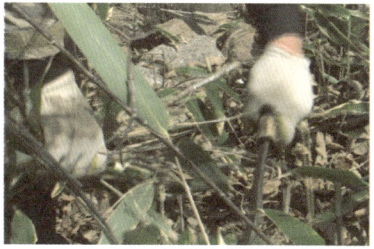

산죽을 베는 자연인

"이게 바로 산죽이에요. 산에서는 산죽이라고 하고 들에서는 그냥 대나무라고 하지요. 이게 다른 대나무처럼 높지가 않고 얕아요. 종류는 같은 대나무인데 종자가 다른 거지요."

산죽은 번식력이 강해 잘 자라다 보니, 말려서 약재로도 쓰고 이렇게 지붕으로도 쓴다. 최상의 재료다.

그런데 자연인이 칡넝쿨을 입으로 가져가 물더니 살살 찢는다. 무엇을 하려는 걸까?

칡넝쿨을 찢어놓은 후엔 산죽을 조금씩 나눈다. 아하! 칡넝쿨로 산죽을 묶으려나 보다.

"맞아요. 산죽을 묶는 줄 대용이에요. 칡뿌리가 정말 단단하거든요. 이걸로 묶어두면 좋지요. 칡 향기도 나고."

이게 바로 자연에서만 얻을 수 있는 삶의 지혜다.

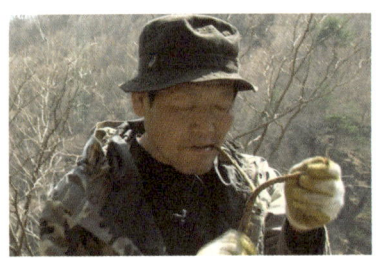 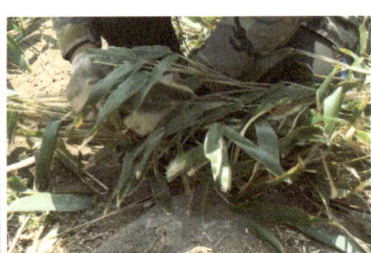

칡넝쿨을 입으로 찢어 산죽을 묶는다.

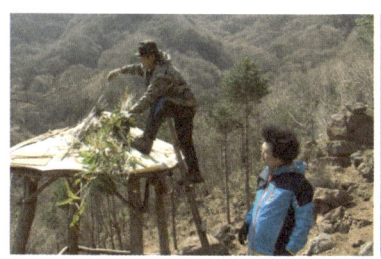 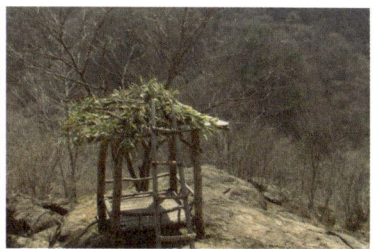

산죽으로 원두막 지붕을 엮는 자연인

자연인은 이 산죽으로 원두막 지붕을 단장할 참이다.

겨우내 원두막을 사용하지 않다 보니, 해마다 봄이 되면 이렇게 지붕을 올려야 한단다. 물론 도시로 나가면 수십 년을 버틸 수 있는 튼튼한 재료를 얼마든지 살 수 있지만, 그는 매년 이렇게 수고를 자청한다. 손이 많이 가는 일이기에 더 많은 애정을 쏟을 수 있기 때문이란다.

"이렇게 얹어놓으면 비가 안 새요. 집도 단단해지고. 또 예쁘잖아요. 아주 운치 있어요."

그는 자연의 것을 이용해 쓰고 다시 자연으로 돌려주며 살아가고 있었다. 그는 처음 이곳에 왔을 때, 결심했었다. 자연으로부터 받은 모든 것을 온전히 두고 가기로 말이다. 그 첫 마음을 지켜가고 있는 중이었다. 산속에서 모든 것은 이렇게 돌아가고 있었다.

"자연이라는 것이 돌고 도는 거지. 돌고, 돌고….”

저녁 역시 자연에서 얻은 약물과 칡을 이용해서 밥을 한다. 자른 칡을 사정없이 두드려서 밥에 넣는다. 과연 어떤 밥이 나올까?

자연인표 음식엔 철칙이 하나 있다. 정해놓은 레시피가 없고, 정해놓은 시간이 없다. 그저 자연인의 느낌에 따라 알맞게 됐다, 싶게 만드는 것이다.

이번에도 칡이 다 됐다 싶으니 꺼내 버리고 잘 우려낸 칡물에 쌀과 석이버섯을 아무렇지도 않게 넣는다. 사실 이 밥은 버려지는 칡이 아까워 손수 개발한 요리다.

“이제 조금만 기다리면 돼요.”

아궁이에서 불이 타닥타닥 타오르고, 밥 짓는 냄새가 고소하다. 이렇게 또 한 번 기다림의 시간만 잘 견디면 맛있고 영양 많은 자연인표 밥이 완성될 것이다.

어느새 밥이 다 되었다. 윤기가 흐르는 게, 밥이 살아 있다! 밥이 다 되었으니 반찬을 준비할 차례. 그저 집 앞에 나가 달래를 뜯는 것이다.

“이거는 장에 넣어 먹으면 맛있어요. ‘달롱개’라고. 달래라고 하나? 이걸 장에다 넣어서 먹으면 정말 별미야. 그런데 이건, 산에

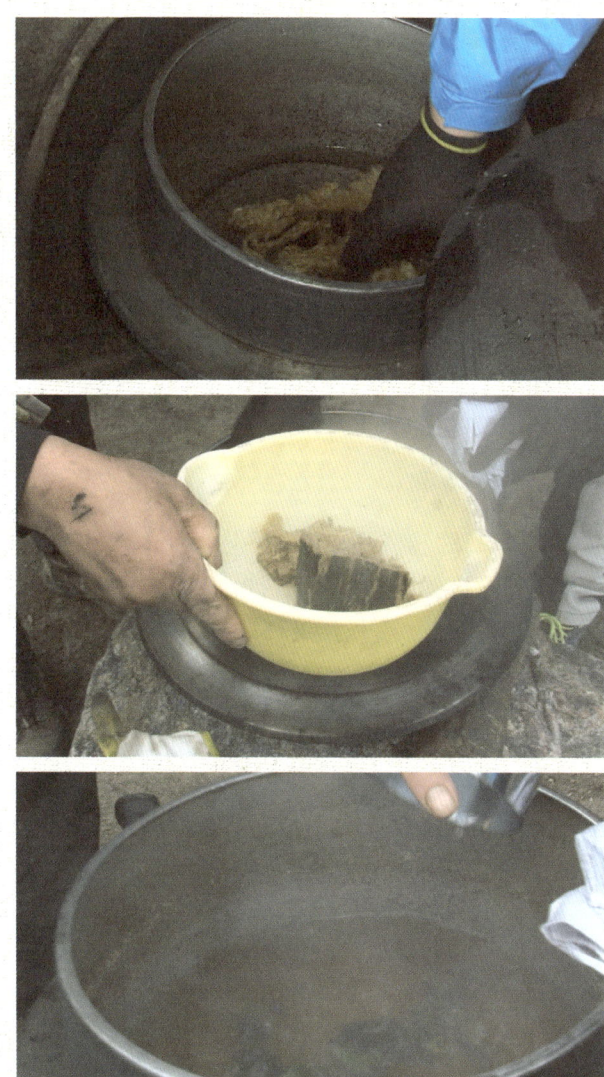

칡물을 우린 뒤 쌀과 석이버섯을 넣어 밥을 짓는다.

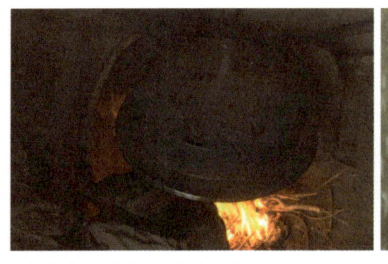 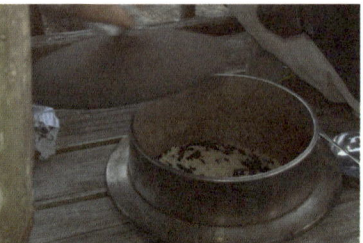

자연인표 밥이 완성되었다.

사는 새가 있거든, 우리 새한테 먼저 주고 먹자고."

조봉문 씨도 다른 자연인들처럼 함께 살아가는 산짐승들에게 각별하다. 그렇게 새들에게 먹이를 먼저 준 후에야 밥상으로 가져간다. 그리고 자연을 그대로 담은 소박하지만 값진 밥상이 차려진다.

"산에서 이보다 좋은 보배가 어디 있겠어요?"

"달콤하고, 쌉싸래하고, 고소하고. 누가 보면 설탕을 넣었다고 오해할 수도 있어요. 고로쇠 물은 달고, 칡은 쌉싸래하고, 석이버섯은 고소한 맛이 나는 거고. 꼬들꼬들하게…. 그리고 소화도 잘돼요."

밥맛, 참 좋겠다. 그런데 아무리 밥맛이 좋아도 이 산중에서 혼자 사는 것이 쉽지 않을 텐데, 그는 왜 이곳에서 살고 있을까?

"이제 내 나이가 55세니까. 38년을 산에서 살았네요."

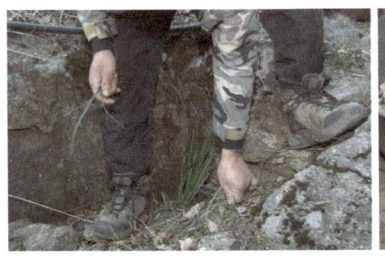 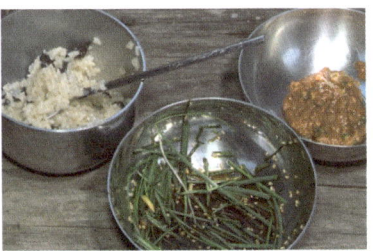

달래를 뜯어 반찬으로 마련한 밥상

굉장한 세월이다.

"나는 사람들 냄새도 맡기 싫었어요. 옛날에 당한 일이 아주 많아서. 지금은 혼자 조용히 산속에 있으면 정말 편해요."

사람 냄새도 맡기 싫다는 자연인, 과연 그에게 어떤 사연이 있었을까?

"산속에 들어온 사람치고 괴로움이 없는 사람은 아무도 없을 거예요. 나는… 돈이 원수였어요. 어렸을 때, 우리 아버지가 빚을 져서 빚 받으러 오는 사람들을 내가 몇 번을 봤거든요. 빚 독촉을 오는데 저녁에 안 오고 꼭 아침에 와요. 아침에 와서 언제 갚을 거냐고…. 그것을 보고 나는 이렇게는 안 되겠다, 문득 그 생각이 들더라고요. 그래서 장롱 안에 넣어놓은 돈 들고 도망도 많이 가봤지요. 우리 아버지가 소 팔아서 장롱 안에 넣어놓은 돈을 아버지 몰래 훔쳐가지고 도망 간 거지. 그때가 초등학교 졸업하고 났을 때니까… 중학교는 못 갔어요. 초등학교도 왕복 18km를 걸어서 다녔어요. 그러다 보면 학교 가기도 싫고…. 365일 중에 100일을 학교를 가면 잘 간 거예요. 부모님을 도와드리려면 공부가 우선이 아니고 내가 먹고사는 게 우선이었어요."

지긋지긋했던 가난의 고리. 손에 기름때를 묻혀서라도 그 가난을 이겨내고 싶었다.

"내가 도시에 나가서 뭔가를 개발해서 성공을 해야겠다는 그런 생각을, 초등학교 졸업하고 했어요. 그 돈으로 크게 벌어보려고. 아버지가 못 하시는 일을 내가 해보자, 그래서 가방 공장이고 어디고 취직을 하고 일을 했는데 월급을 안 주는 거예요. 무시하는 거지요. 초등학교 나왔다고. 공장에 다녔을 때 친구가 있었는데, 초등학교도 제대로 못 나온 사람이 어디 이런 곳에서 일을 하냐고 무시와 괄시를 엄청 했어요. 그래서 내가 이런 세상 밖에 나와서 더 이상 인간과 싸움을 안 한다, 그래서 산으로 들어왔지요. 사실 지금도 사람을 만나기가 참 겁이 나요. 지금 생각하면 눈물이 날 정도인데…. 그래서 산속에 살게 됐어요."

인정을 바라는 게 아니었다. 그저 편견 없이, 있는 그대로의 나

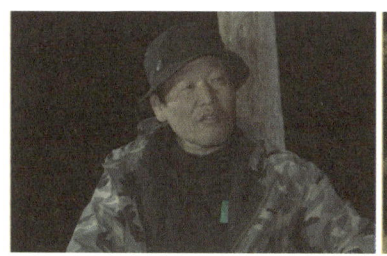 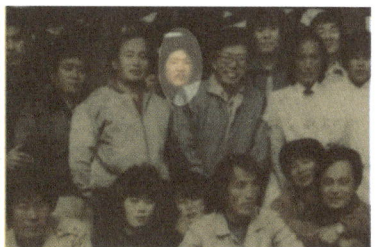

현재의 자연인(좌)과 산에 오기 전의 자연인(우) 모습

를 바라봐주길 원했다.

하지만 세상은, 사람들은 그렇게 그를 순수하게 바라보지 않았다. 뿐만 아니라 학대하고 무시하고 괴롭게 했다. 그는 결국 학벌도 부도 따지지 않는 곳, 그래서 자연을 택한 것이다.

그나저나 자연에서 38년이라니, 자연에 대해 박사가 되었을 법한 세월이다.

"자연은 나한테 절대 안 가르쳐줘요. 나 혼자 알아가는 게 자연이야. 스스로 숨어 있는 것이 자연이고, 나 혼자 알아가는 것이 자연이지. 다른 게 자연이 아니에요. 자연이 '스스로 자(自)'자에 '그럴 연(然)'자. 스스로 그러하다. 스스로 내가 배워야 되는 것이 자연인 거지요."

자연에 대한 그의 말이 박사의 말처럼 현명하다. 그렇게 스스로

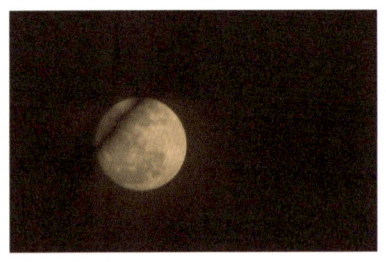
깊어가는 산중의 밤

깨우쳐간 자연 속에서의 삶. 상처도 아픔도 묻을 수 있는 자연 속, 산중의 밤이 깊어간다.

두 번째 지혜:
자연에서 기를 수 있는 모든 것을 길러라!

다음 날, 아침. 어느새 완연한 봄이 찾아왔다.

산중에선 이맘때가 가장 바쁜 시기다. 1년 농사를 준비해야 하기 때문이다.

"농약을 안 쓰기 위해서 내가 직접 농사를 지어서 먹어요. 시장에서 사온 거는 못 믿거든. 그러니까 내가 농사를 지어서 먹지요. 그게 자연 아닌가?"

그는 자연에서 자신이 직접 농사를 지어 먹지만 흙 한 줌도 내 것이 아니라 생각하기에 함부로 할 수 없다고 말한다.

"여기가 작약, 산삼 밭이에요. 이런 반 응달, 반 양달에 약초가

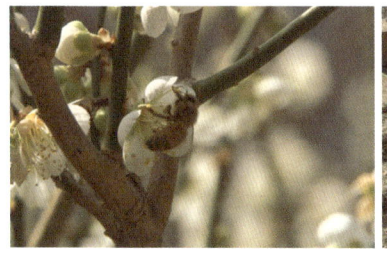 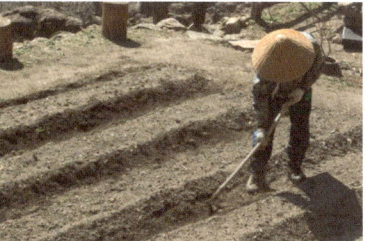

밭을 가는 자연인

많이 나거든요."

  산 작약은 우리나라에서만 자생하는 얼마 안 되는 약초다 보니, 발견하기가 쉽지 않다. 하지만 자연인은 단번에 찾아낸다.

"뿌리 좋네. 이건 뿌리식물이에요. 뿌리를 먹는 거지요."

  작약의 뿌리는 약재로 쓰기도 하지만 독성이 있기 때문에 자연인도 늘 조심스럽단다.

"이게 약초에요. 작약이라는 건데, 사람한테 힘을 돋우어줘요. 이 뿌리를 넣어서 닭을 고아 먹으면 그보다 더 좋은 것이 없어요."

  작약을 캔 후, 자연인이 깊고 험한 산 속으로 향한다.

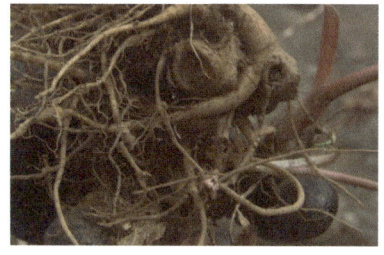

작약

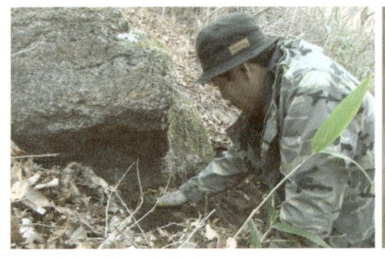 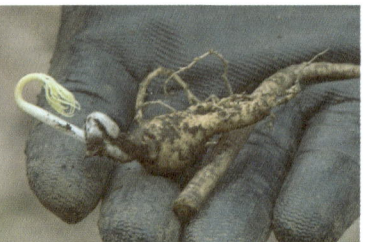

산양삼을 캐는 자연인

사람의 발길이 닿기 힘든 곳에 산양삼(山養蔘)이 있기 때문이다.

"삼 씨를 한 되 뿌리면 10개 날까 말까 해요."

험한 산 속을 헤매고 뒤진 끝에 산양삼을 발견한 자연인!

"산삼 씨앗을 뿌려서 이렇게 난 거는 산삼 못지않아요. 이게 한 10년 된 거거든요. 산양삼, 이거는 산삼하고 거의 같은 거지요."

산을 수십, 수백 번 올라야 찾을 수 있다는 귀한 약초를 얻은 자연인이 가벼운 발걸음으로 계곡으로 향한다. 삼을 얻어서 기운이 나는 걸까, 차가운 계곡 물로 첨벙 들어간다. 물속에서 자유로운 그의 모습이 자연의 일부 같다.

작은 풀 한 포기, 꽃 한 송이가 모여 이 자연을 만들었다. 그래서 세상의 모든 생명은 가치가 있는 것이리라.

"산속의 나무가 다 같은 것 같지만 잘 보면 나무들이 각자의 모습을 가지고 있어요. 색깔이 모두 다 다르고. 또 아침에 다르고, 저녁에 달라요. 자연의 모든 나무나 각양각색의 돌 모양들이 하나도 나쁜 것

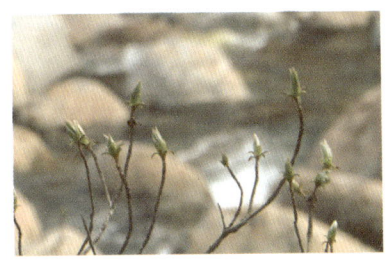

세상의 모든 생명은 가치 있다.

이 없어요. 자연 속에 묻혀 산다는 게 이래서 참 좋은 거지요."

저녁은 산양삼을 넣은 삼밥이다.

고슬고슬하게 지어진 밥 위에 산양삼과 작약을 넣은 자연인표 약밥. 밥 한 공기만 뚝딱 먹어도 보약이 필요 없겠다. 찬이 없으면 어떠하랴, 땀 흘려 자연에서 얻어낸 식재료에 정성을 담은 자연 음식 앞에선 임금님 수라상도 부럽지 않다.

"약밥은 절대 김치하고 먹으면 안 돼요."

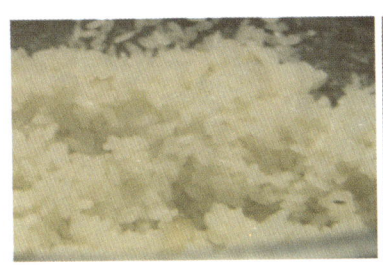
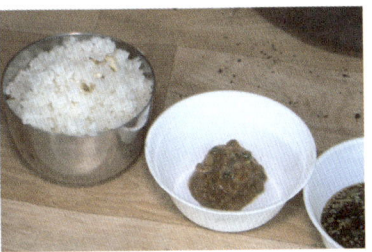

산양삼과 작약을 넣은 삼밥

이유를 말해주지 않으니 그 진실은 알 수 없으나 자연인이 그렇다니 그렇게 알 수밖에.

거나한 밥상을 물리고 돌구들에 몸을 뉘인다.

"돌구들은 한 번 달궈놓으면 3일은 따뜻해요. 이불 깔아놓으면 3일 따뜻하고 이불 걷어내도 이틀은 따뜻하지요."

옛말 그대로, 배부르고 등 따뜻하니 정말 부러울 게 없는 삶이다. 하지만 그도 가끔은 사람이, 도시가 그립지 않을까?

"도시를 생각하면 전자제품 소리가 들려요. 시끄러운 소리가 들리면 머리가 아파요. 항상 자연 속에 살다 보니까 나는 자연밖에 몰라. 자연이 나를 얼마만큼 도와주고 먹여 살리고 있는데. 나는 부모와 같이 사는 거지요. 자연이 나를 안아줘요. 산 능선만 바라봐도 마음이 탁 트이지."

그는 이곳에서 내 것이라곤 하나도 없다고 말한다. 하지만 그건 사람 속에서 살 때도 마찬가지였다.

"7남 2녀인데, 누나 2명 있고 밑으로 다 동생들이야. 그래서 내가 공부에 한이 있어요. 동생들 공부시키려고 산약초 캐고 팔아서 동생들 학비 대주고. 다 공부시키려고 하니까 내가 공부를 못한 거지요."

배우지 못해 손가락질을 받았고, 그래서 서러웠던 세월이 길었다. 하지만 그는 사실 책이 아닌, 자연에서 인생을 먼저 배웠다.

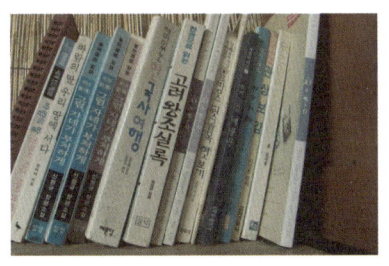
공부에 한이 있다는 자연인의 책들

"내 삶이 하나도 후회가 없어요. 성공이야, 이게. 동생들 가르쳤고, 나는 산에서 이렇게 행복하게 잘 살고 있으니 성공이지요."

긍정적인 그 마음이 그의 오늘을 풍성하게 만드는 것이리라.

새로운 세상을 맞이할 수 있어 감사한 아침. 자연인이 눈을 뜨자마자 쌀을 챙겨들고 집 밖으로 나간다.

"까치야, 밥 먹으러 이리 날아오너라~"

하루도 거르지 않고 해온 일이란다.

자신의 배를 먼저 채우기보다 작지만 귀한 생명을 먼저 생각하는 것. 이것이 그만의 자연의 아침을 맞는 의식이다.

"까치도 먹고 나도 먹고, 같이 먹는 거지요. 이웃이 없으니까. 까치가 이웃이라고 보면 돼요."

그런데 또 다른 이웃 주민인 다람쥐가 맛있는 밥 소문을 듣고 찾아왔다. 그렇게 자연과 동물과 사람이 하나가 되어 아침을 맞는다.

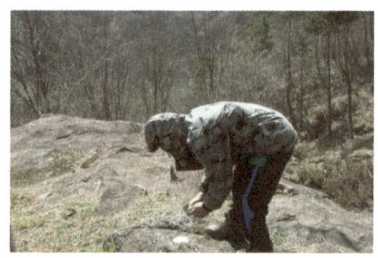 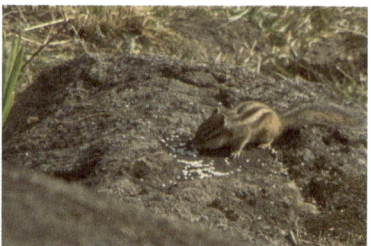
쌀을 뿌려두어 작은 동물들과 나누어 먹는 자연인

이곳에선 눈만 돌리면 지천에 선물이다. 자연인이 꽃을 따서 차를 끓인다. 이 향긋한 꽃내음을 겨우내 얼마나 기다렸는지 모른다. 잠시 후, 매화꽃 차가 완성된다.
"한 2분 있다가 꺼내요. 너무 오래 우려내면 독해요."
도시에서는 힘든 삶을 살았지만 자연에서만큼은 참으로 강하고 우직하게, 당당하게 살아가고 있는 조봉문 씨. 그는 강할 뿐 아니라 웃음과 삶의 여유, 강한 긍정까지 갖고 있었다.
자연과 더불어 산다는 것에는 강한 신념과 강한 믿음이 필요할 것이다. 또, 매 순간 펄쩍 펄쩍 뛰는 강한 의지가 있어야 할 것이다. 그는 그 모든 것을 가지고 행복 바이러스를 만들어가며 자연 속에서 지금도 매우 행복하게 살아가고 있다.

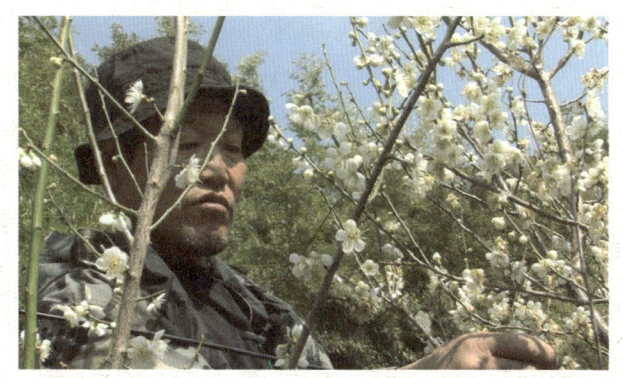

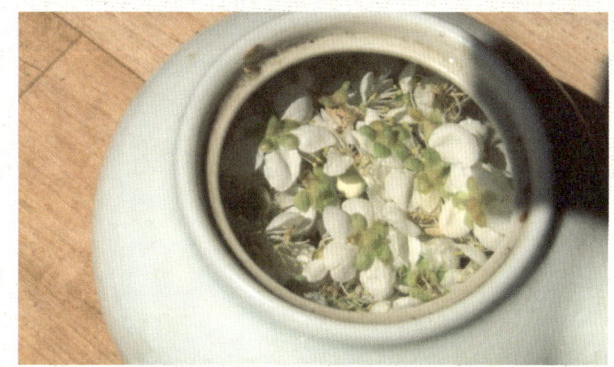

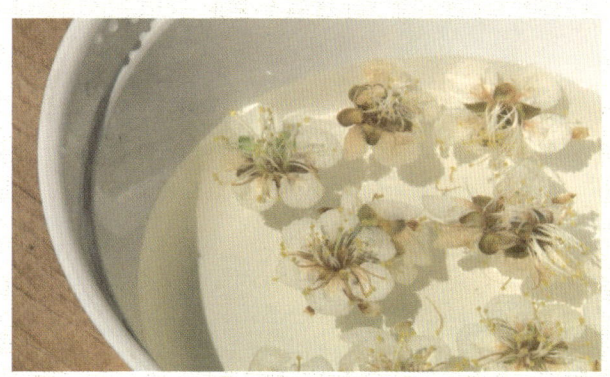

매화꽃을 따서 차를 끓이는 것은 자연이 주는 선물과도 같다.

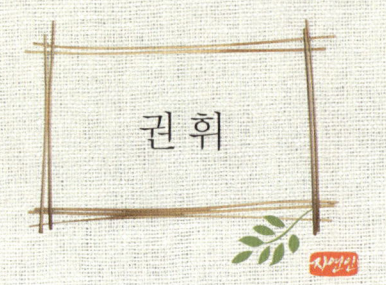

권휘

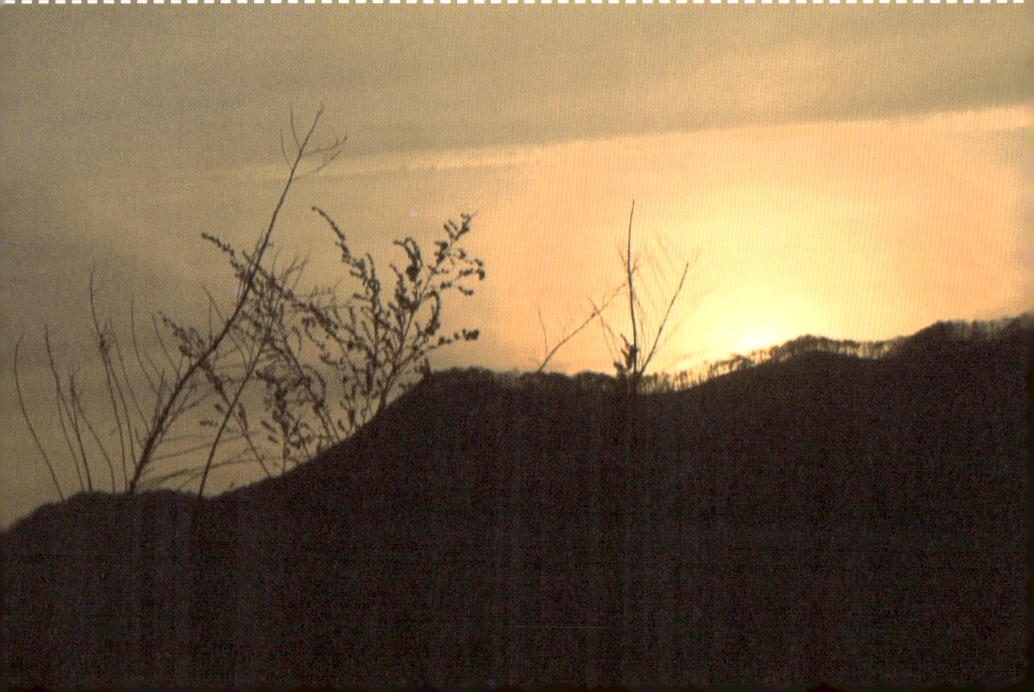

산을 사랑한 남자

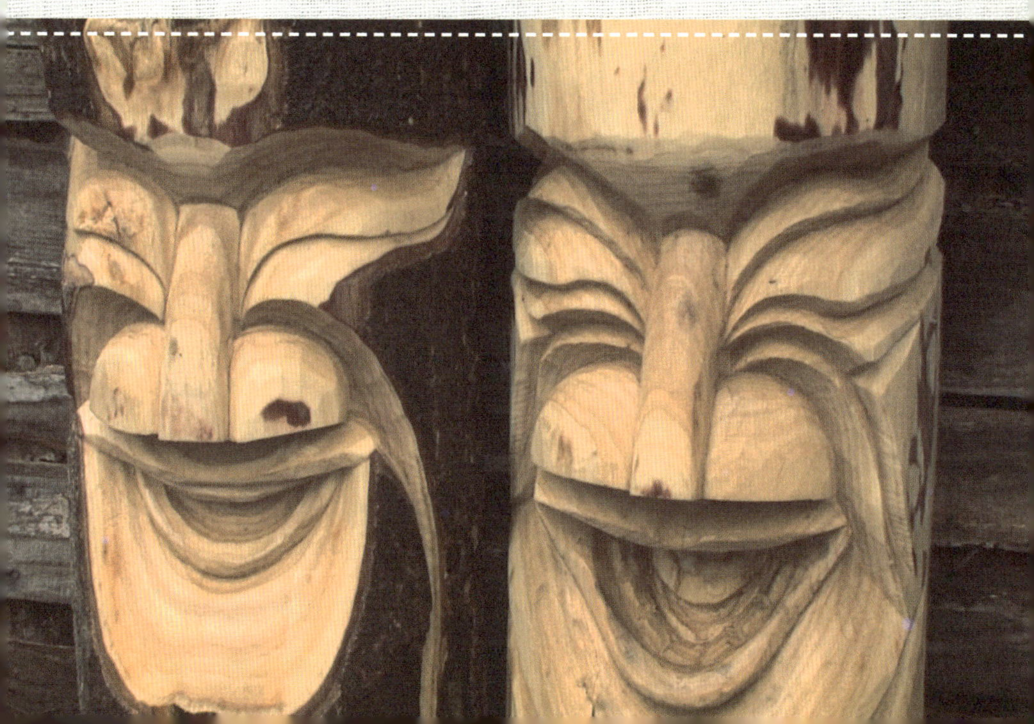

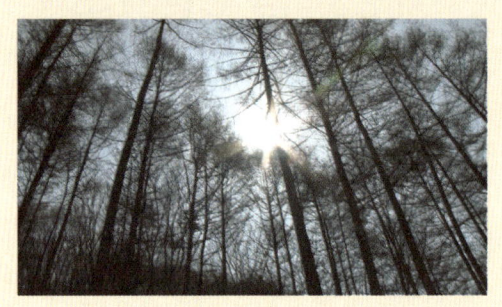

"나는 산하고, 우리 각시하고는 다른
또 다른 결혼을 했다고 보면 될 거예요.
남녀가 결혼하는 것과는 다른 또 다른 색시가 바로 산."

산이 좋아
산에서
살다

　　황홀한 비경이 숨 쉬는 대자연 속. 그저 산이 좋아 산에 사는 한 남자가 있다. 산을 사랑한 것도 모자라 진정한 산사람이 된 사나이. 거칠고 날카로워 보이지만 흩날리는 꽃잎처럼 향기로운 사람. 바로 산밖에 모르는 남자, 권휘 씨다.

　　산허리마다 포근하고 따뜻한 품이 느껴지는 4월의 봄 산. 그런데 이곳엔 4월에도 눈이 내린다. 근엄하면서도 살짝 무서운 표정의 장승이 눈 내리는 산을 지키고 있다.

　　장승 뒤로는 누구의 흔적일까? 굉장히 정교하게 잘 쌓아놓은 돌탑이 있다. 어떤 바람들이 모아져 이런 작품이 완성되었을까?

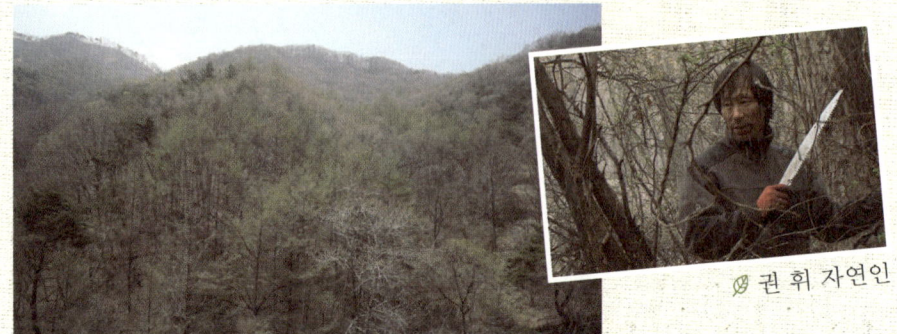

🌿 권 휘 자연인

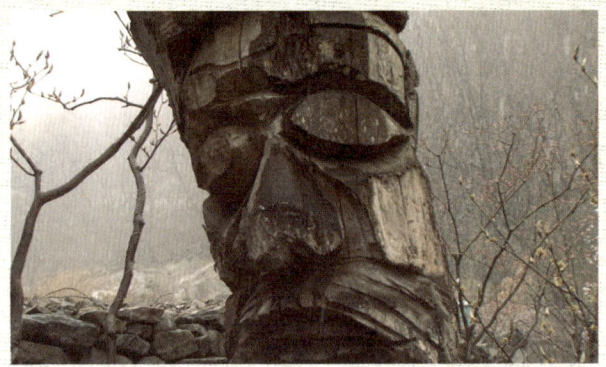

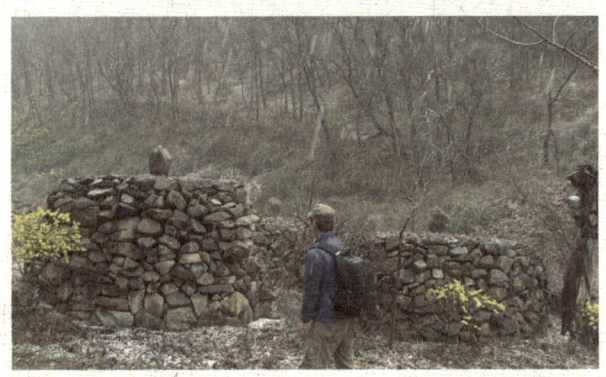

장승과 돌탑이 정교한 산 속에 자연인이 살고 있다.

그때, 자연인의 기합 소리가 들린다.

한창 으름덩굴을 따고 있었다는 자연인. 차가운 눈발을 이겨낸 으름잎의 신록이 반갑기까지 하다.

"으름잎은 남자들 전립선 비대증, 소변 잘 못 보는 데 좋아요. 자연 속에는, 특히 나처럼 산에 사는 사람은 천지가 먹을거리고 천지가 약이에요."

잎을 다 따자 미리 해놓은 나무를 집으로 가져가기 위해 칡넝쿨을 자른다.

"끈이 따로 필요 없어요. 칡넝쿨도 있고 으름덩굴도 있고."

칡넝쿨로 나무를 단단히 동여매고 이번엔 또 매화 꽃잎을 딴다.

"매화꽃은 다 핀 건 따면 안 돼요. 봉오리만 따요. 많이 딸 건 없고요."

날카로운 눈빛에 야성적인 외모를 가진 자연인이 꽃잎을 따는 모습은 매우 섬세하다. 그는 야성적이면서도 때로는 섬세한 매력을 가진 사나이다.

산에서 피어나는 포근한 봄기운을 따라간 산속에 자

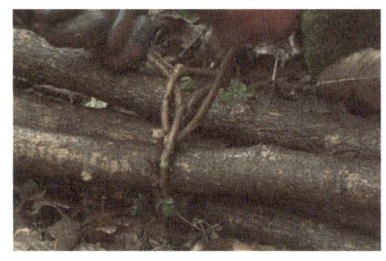

칡넝쿨로 나무를 동여맨다.

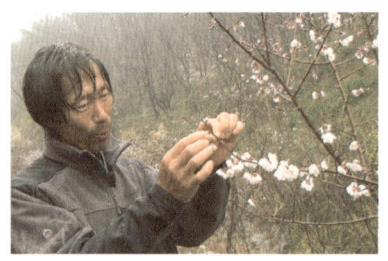
매화꽃을 따는 자연인

연인 권휘 씨의 집이 있다. 동화처럼 오롯이 자리한 이 오두막집이 그의 보금자리다. 아까 산에서 봤던 장승이 이곳에도 있다. 알고 보니 자연인의 작품이다. 오두막 주변 곳곳엔 자연인의 손때 묻은 흔적들로 가득하다.

전기도 들어오지 않는 산골, 자연인의 방은 깔끔하다 못해 단출하기까지 하다. 그런데 웬 나뭇가지들이 눈에 띈다.

"솔가지에요, 소나무 가지. 사람의 피를 맑게 하고 스트레스를 해소시켜주지요. 다른 가구나 짐은 없어요. 산속에 사는데 이것저것 가구 갖다놓고 갖추고 산다는 게 별로 나한테는 의미가 없으

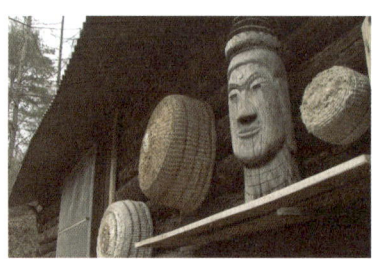 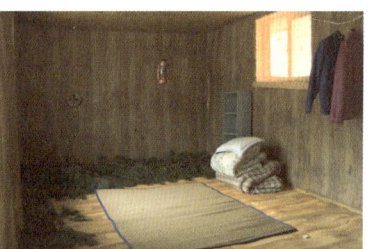
단출한 자연인의 집

니까요. 딱 필요한 것만. 전등 하나랑 솔가지들."

불필요한 것에 욕심내지 않는 것. 그가 산에 살며 깨달은 삶의 방식이다. 그리고 사실, 불필요한 것을 옆에 둘 이유도 없다. 산에서는 말이다.

산에 비가 내리기 시작한다. 자연인이 방금 해온 나무로 비가림막을 만든다. 돌을 망치 삼아 두드리고 칡넝쿨로 엮는다. 필요한 건 그때그때 직접 만드는 것, 이 또한 산 생활의 필수요건이다.

"산에서는 이 칡넝쿨이 끈 대용이에요. 모든 걸 다 자연에서 해결하게 되죠."

땅에 고정시킨 나무들 위에 비닐을 씌워주자 순식간에 근사한 가림막이 탄생했다. 자연인의 손재주가 대단하다.

그런데 이렇게 깊은 산에서 살면 산짐승이 무섭지는 않을까?

"산짐승들도 사람이 짐승처럼 살면 건드리지를 않아요. 향수냄새, 술냄새 풍기고 살면 짐승들도 싫어해서. 사람이 짐승냄새 나면… 나는 짐승냄새랑 똑같아서 괜찮아요."

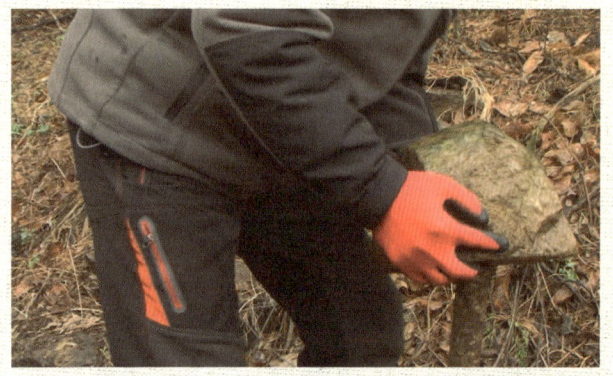

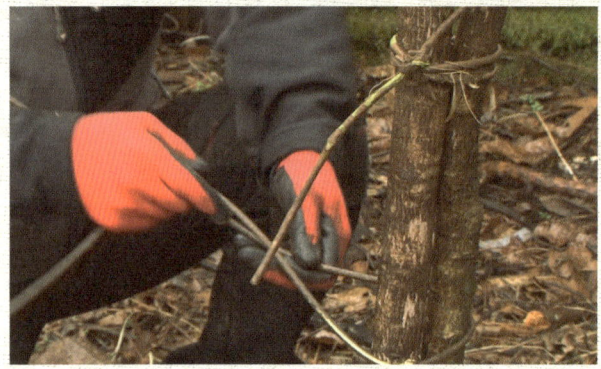

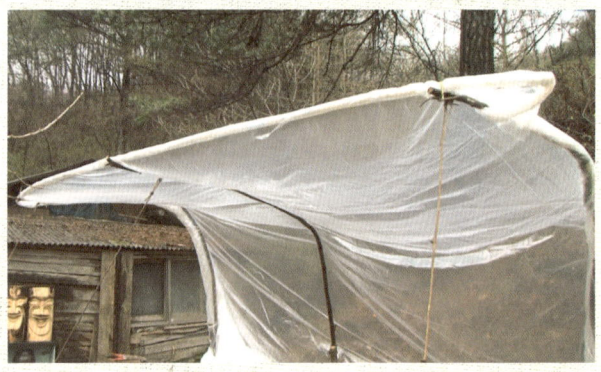

돌로 나무를 박고 칡넝쿨로 엮은 뒤
비닐을 덮어 비가림막을 완성한다.

꽃차
덖는
산사나이

얄궂은 눈비가 그치니 골짜기에 따뜻한 봄바람이 불기 시작한다. 숯으로 불을 피운다. 그런데 불을 피우고 남은 숯을 또 다른 곳에 이용한다는 자연인. 집에 오기 전 채취했던 매화꽃과 으름잎을 차로 만드는 데 사용한다.

"꽃잎을 말리지 않아요. 구워야 해요, 뜨거운 열로. 말리기만 하면 꽃이 가진 특유의 풋내가 나서 차 맛이 안 나요. 노릇노릇 구워서 건조하는 거죠."

숯불에 볶고 말리기를 여러 번 반복해야만 매화가 향긋한 꽃차로 만들어진다. 으름잎 역시, 정성 가득한 손길이 더해져야만 한

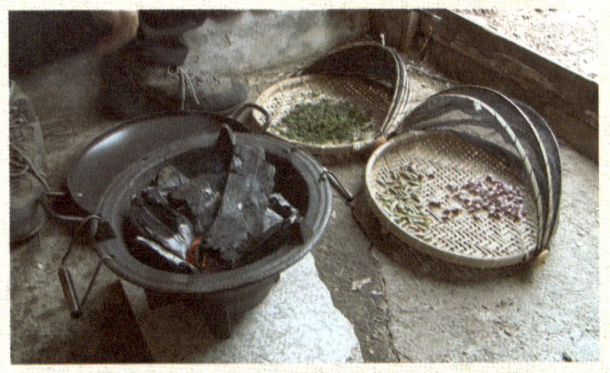

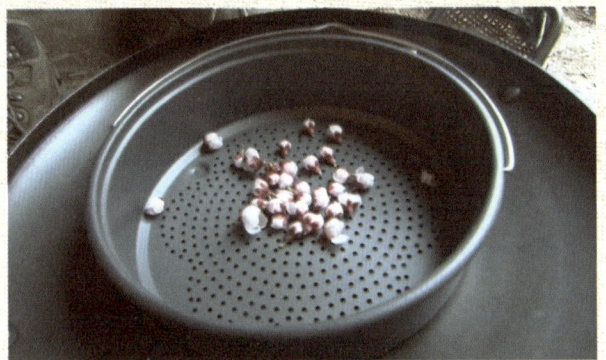

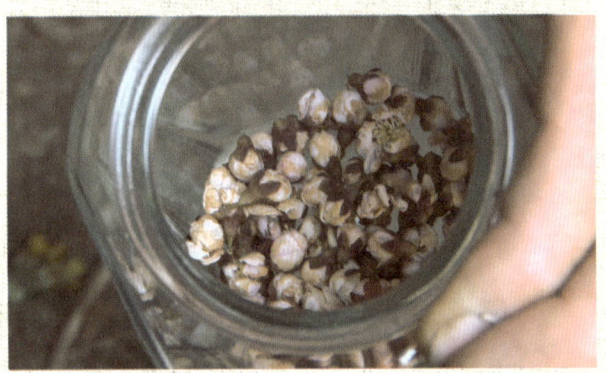

숯불에 꽃잎을 볶고 말려야 향긋한 꽃차를 즐길 수 있다.
자연인은 산에 살면서 자연스레 꽃차와 친해졌다.

줌의 차로 탄생된다. 자연인은 산에 살면서 자연스레 꽃차와 친해졌다.

꽃차 덖는 작업이 끝나자 향이 하도 그윽해 '천상의 꽃차'라 불리는 매화차를 우려낸다.

"향을 한 번 마시고 나서 차를 마시는 거예요. 매화향은 강하지도 않고 은은하니 좋아요."

이번엔 소염과 이뇨 작용에 효능이 있다는 으름차다. 자연이 내어준 향기로운 건강함이 코끝에 전해진다.

거친 산사나이에게서 풍기는 향기로운 꽃내음이 참으로 유쾌한 시간이다. 차를 마시는 김에 그에게 왜 산에서 사는지 물어본다.

"여기 산 지는 11년 정도 됐어요. 나는 원래 산에 다녔기 때문에 어디 한군데 거처를 정하고 살지를 않았어요. 이 산 저 산… 설악

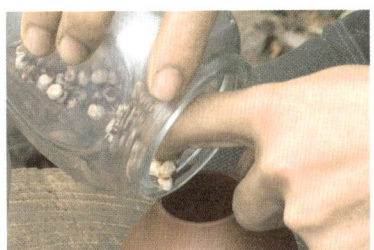 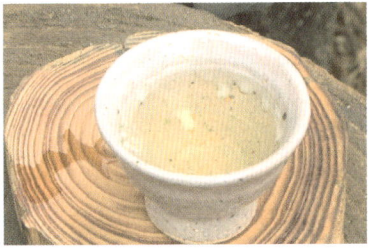

덖어서 유리병에 보관한 꽃잎으로 매화차를 우린다.

산, 덕유산, 치악산…. 그렇게 산사람으로 산 건 30년이 좀 넘지요. 산은 산 자체가 그대로고, 나는 사람이긴 하지만 나도 자연의 일부죠. 산이 날 거스르지 않고 나도 산을 거스르지 않으면 아무 문제 없어요. 서로 불편이 없지요."

그저 산이 좋아, 산과 함께 살아왔다는 30년 세월. 어쩐지 그에게서 느껴지는 포근함과 여유로움이 산과 닮은 것 같다.

자연인의
건강
비법

🌿 이제 점심을 준비해야겠다며 나물을 뜯으러 나가는 자연인. 그런데 집에서 몇 걸음도 안 뗐는데 벌써 발견된 녀석들이 있다.

"이게 취거든. 취나물. 여기 산에 지천이에요. 아~ 예쁘다. 봄에 새순 올라오는 것 좀 봐요. 이건 참취나물. 이건 혼잎나물. 이건 생으로 먹어도 맛있어요, 독도 없고. 이거 밥에다 비벼 먹으면 엄청 맛있어요. 건강한 비타민C죠."

화살나무로도 불리는 혼잎나물이 봄 향기를 가득 머금고 있다.

"이게 고추나물. 고춧잎 맛하고 똑같아요."

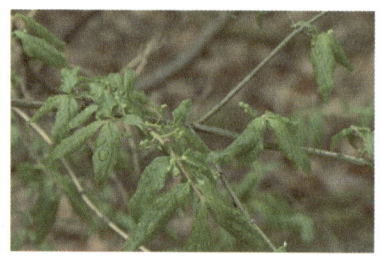 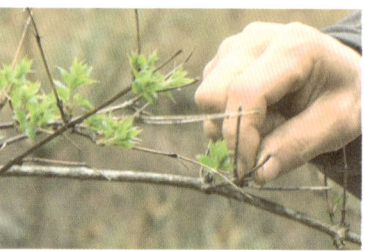

혼잎나물(좌)과 고추나물(우)

 지천에 널린 봄나물 덕에 자연인의 손길이 바빠진다. 자연이 주는 혜택을 이렇게 고스란히 받고 사는 것이 바로 산에 사는 즐거움 아닐까.
 잠깐 동안 채취한 싱싱한 봄나물이 바구니 가득이다. 이제 이걸 어떻게 요리해 먹을까? 그런데, 자연인이 생쌀 그릇을 가지고 나온다. 식사 준비를 하는 모양인데, 불을 피우지 않는다.

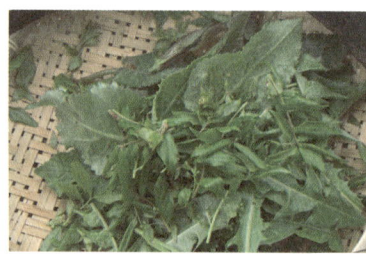 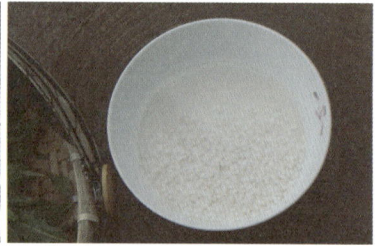

자연인의 주식인 생나물과 생쌀

"이걸 그냥 먹어요. 생식을 하니까. 나는 불 댄 걸 안 먹어요."

나물무침이나 비빔밥을 먹을 거라 생각했는데 생나물에 생쌀이라니! 그런데 생나물과 생쌀이 자연인의 주식이란다.

"우리가 불에 익히는 화식(火食)을 하다 보면 몸이 점점 자극적인 걸 요구하게 돼요. 매운 것, 짠 것, 얼큰하다고 해서 그런 인위적인 맛에 자꾸 길들여지는 거지요. 생식을 함으로써 활력도 생기고 내 몸이 훨씬 유연해지고 생각도 넓어져요."

생나물과 생식으로 식사를 한 자연인이 또다시 산행을 준비한다. 그의 준비물엔 꽃 주머니도 빠지지 않는다. 비도 오지 않고 날이 좋으니 약초를 캐러 가려나 보다.

"고본을 캐러 가는 길이에요. 이게 고본이라는 약초예요."

이름도 모양도 낯선 고본. 오늘 산행에서 만난 첫 손님이다.

"이거 먹으면 한약 냄새가 나요. 이게 두통, 머리, 뇌에 좋은 한약재로 상당히 귀한 약초예요."

이번엔 좀 더 험한 산속으로 들어선다. 자연인, 뭔가를 열심히 찾는 것 같다.

"삼을 찾고 있어요. 천종삼.

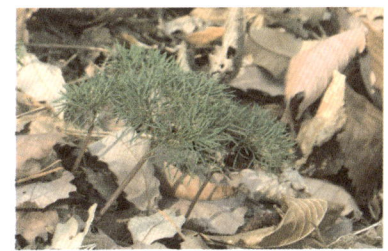

고본

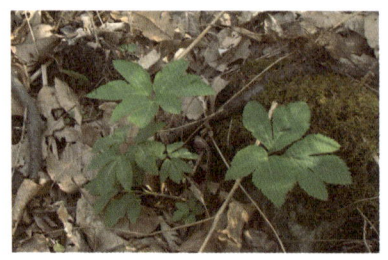
당귀

엄청 귀한 거죠."

그런데 오늘은 천종삼이 영 모습을 보여주지 않는다. 아쉬운 발걸음 뒤로하니, 또 다른 자연의 선물이 나타났다. 뜻밖의 횡재에 자연인의 기분이 매우 좋아 보인다.

"이게 당귀라는 거예요. 여자들한테 정말 좋은 거. 몸의열을 보호해주고, 특히 철분 흡수를 도와줘요."

이렇게 지천에 널린 자연의 선물 생나물과 인위적으로 조리를 하지 않은 생쌀을 즐기는 자연인, 그는 30년 넘게 산 생활을 하면서 몸과 마음을 건강하게 가꾸는 비법을 실천하고 있다.

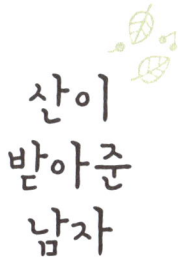

산이
받아준
남자

🌿 깊은 산 속에는 벌써 어둠이 내려앉았다. 어둠 속에서도 자연인의 산행은 아직 진행 중이다.

그는 오늘 산에서 자려나 보다. 평평한 땅에 자리를 잡고, 비닐과 칡넝쿨만을 이용해 움막을 만든다더니 순식간에 모양이 갖춰진다. 역시 30년 산사나이다운 노하우가 엿보인다.

10분도 채 안 걸려 완성된 오늘의 잠자리. 걱정했던 것보다 훨씬 아늑해 보인다. 집

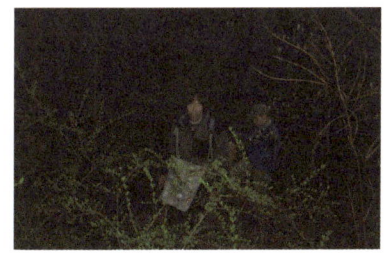

어둠 속 산행 중인 자연인

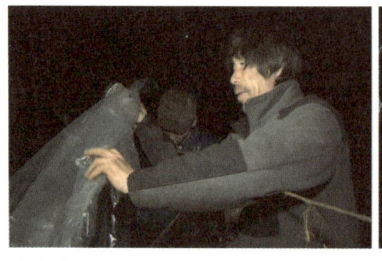 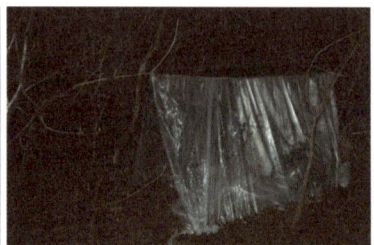

자연인이 지어낸 움막

을 짓고 나자 저녁을 준비하는 자연인. 오늘 저녁은 여러 가지 곡식을 섞은 선식이다. 선식에 물을 붓고 저어만 주면 간단하게 저녁 식사가 완성된다. 그는 이렇게 선식을 조금 챙겨 들고 선식이 떨어질 때까지 산행을 하며 종종 비박을 한다.

이런 산속의 생활이 자연인에겐 운명과도 같았다고 한다.

"14살 때 산에 처음 오르기 시작했어요. 어머니가 나 10살 때 세상을 버리셨거든. 나는 어머니가 돌아가시고 난 후에 어머니에 대한 그리움이라고 할까, 그런 거에 대한 방황이 상당히 컸어요. 그래서 14살 때 학술답사 나온 형님들 따라 지리산에 갔지요. 조금만 힘들 때쯤 되면 물이 있고 쉼터가 다 있었어. 내가 산에 가서 산에 기대면 어머니를 만난 것처럼 포근하고 집에서 느낀 분노 그런 것들이 스스로 많이 사라져가는 걸 느꼈지요."

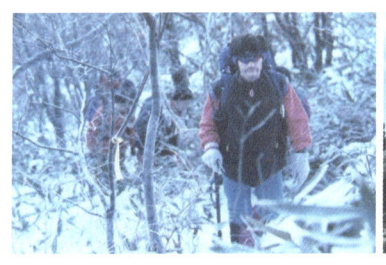 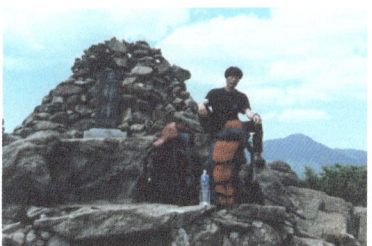

등반대장 시절의 자연인

　방황하던 자신을 품어준 유일한 존재였던 산. 어쩌면 산이 그를 먼저 받아주었는지도 모른다. 그는 등반대장을 맡으며 30여 년 동안 산에 미쳐 살았다. 그런 그가 11년 전에는 모든 걸 버리고 홀로 이곳으로 들어왔다.

　"남을 위한 산행만 있지, 내가 느끼고 싶은 산행은 없는 거야. 그래서 98년도에 접었어요. 진짜 산사람으로 살기 위해서."

　그냥, 오로지 산이 좋아 시작한 삶. 산을 사랑했던 남자는 어느새 진정한 산사람이 되어 있었다.

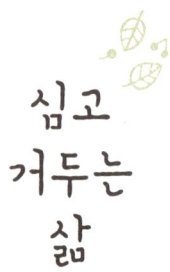

심고 거두는 삶

🌿 새소리, 바람소리가 유난히도 상쾌한 산속에서의 아침이다. 그런데 자연인은 어딜 간 걸까? 한참을 찾아보니, 이게 웬일, 자연인이 박쥐처럼 거꾸로 매달려 있다.

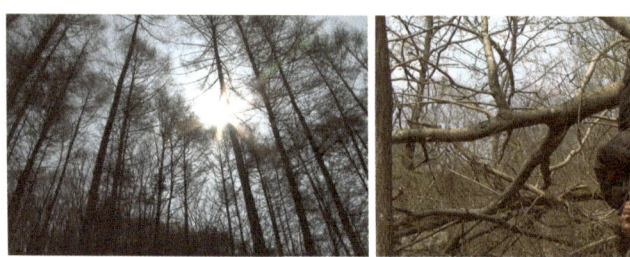

산속의 아침, 자연인이 나무에 거꾸로 매달려 있다.

"이렇게 하면 머리로 피가 내려가잖아요. 그게 아주 좋아요. 그래서 산에 오면 늘 이렇게 해요. 하루 종일 걷곤 하니까."

역시 거친 산사나이의 풍모를 제대로 보여주는 자연인이다. 이렇게 아침운동을 한 후에는 반드시 해야 하는 것이 또 하나 있다는데. 그것은 바로 도인세수!

"손뼉을 딱딱 쳐요, 열 번. 그리고 비벼. 손바닥에 열이 날 때까지. 그걸로 눈 가장자리를 꾹꾹 눌러줘요. 손가락 들어가는 자리가 있어요, 거기. 그리고 얼굴 전체를 비벼요."

이게 왜 도인세수라는 것일까?

"손바닥을 치면 기가 생겨요. 그걸 비비면 기가 순환을 한다고. 그래서 도인세수예요."

도인세수까지 마치자 자연인은 부지런히 움막을 걷어낸다. 산

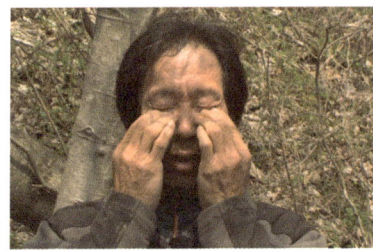 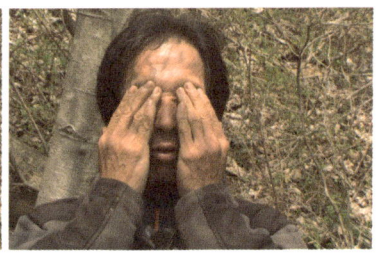

도인세수 하는 자연인

에 올 때마다 만들고 치우는 일이 귀찮을 법도 한데, 그냥 놓고 쓰면 안 되는 걸까?

"자연은 자연 그대로 놔두는 게 좋아요. 내가 여기 왔다고 거스를 이유가 없지요. 잘 자고 일어났으면 깨끗하게 돌려줘야지."

그리고 그는 오늘 아침도 여전히 선식이다.

선식 한 그릇 뚝딱 하고 나서 다시 약초를 캐러 산으로 올라간다. 30여 년을 누빈 산. 남들은 특별할 게 없는 일상이라고 할지도 모른다. 하지만 자연인에게 산은 매일이 새롭다.

"여기는 내가 삼 기르는 데예요. 이게 6년 된 삼. 이게 지종. 내가 씨를 뿌렸어요. 사람이 씨를 뿌려서 자란 게 지종삼이지."

자연인은 이 산 곳곳에 산삼 씨와 모종을 심어뒀다고 한다. 꽃차와 산나물 그리고 이 산삼으로 떨어져 있는 가족들의 생계에 보

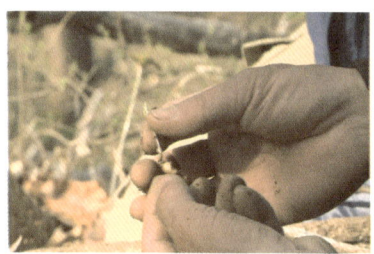 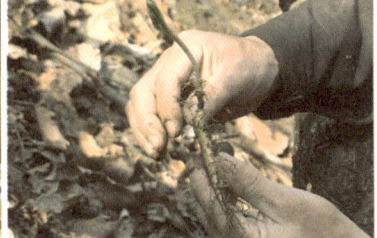

자연인이 캐낸 지종삼들

탬을 하고 있는 것이다.

그가 산삼을 하나 캔다. 제법 큰 녀석이 모습을 드러낸다.

"이건 약 13년 정도 된 삼이에요. 삼을 먹을 때는 오래오래 씹어서 넘겨야 해요. 원래 생으로 된 삼은 입 안에서 10분 동안 씹으랬어요. 침을 많이 고이게 만들어서 침하고 조금씩 넘기는 거지요."

커다란 삼 하나 채취하고 나서야 장장 1박 2일의 약초 산행이 끝이 났다. 내려가는 길에 자연인이 계곡에 들어선다. 다슬기를 몇 마리 잡아 손 위에 올려놓고 보는 자연인. 산에서는 이런 소소하지만 재미난 인연을 만날 수 있다.

다슬기를 다시 계곡 물에 놓아주고 산을 한번 휘 돌아본다.

"이런 데 오면 자연의 소리를 듣잖아요. 인위적으로 만든 소리가 아니고. 지금 물소리도 그렇고 나무와 나무, 갈대와 갈대, 풀과 풀 그런 것들이 서로 자라나는 소리. 이런 게 참 좋아요. 눈을 감고 가만히 들어보세요."

잠시 자연의 소리에 귀 기울여보니 마음의 여유가 성큼 찾아들어 온다.

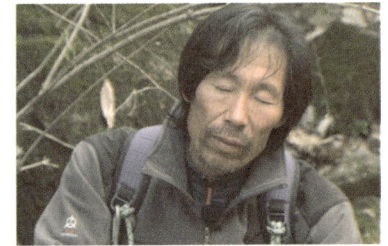

자연의 소리에 귀 기울이는 자연인

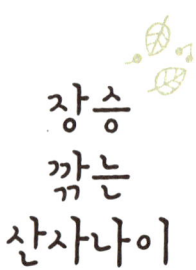

장승 깎는 산사나이

🌿 산행을 마치고 온 오후. 간단히 식사를 해결하고 자연인이 또다시 산을 오른다.

"태풍 왔을 때 쓰러진 나무인데 이거 오동나무에요. 이렇게 쓰러져서 썩어 없어지면 나한텐 아까우니까 이걸로 장승을 깎아요. 그러면 잘 썩지도 않고, 내 식구도 늘리고 좋지요."

문득 떨어져 있는 가족들이 그리울 때 꼭 하는 일이 장승을 깎는 것이다.

그리움을 달래려 시작한 취미는 밑그림도 필요 없고 손 가는 대로 척척이다. 뚝딱뚝딱, 자연인의 망치 소리가 깊은 산에서 신명

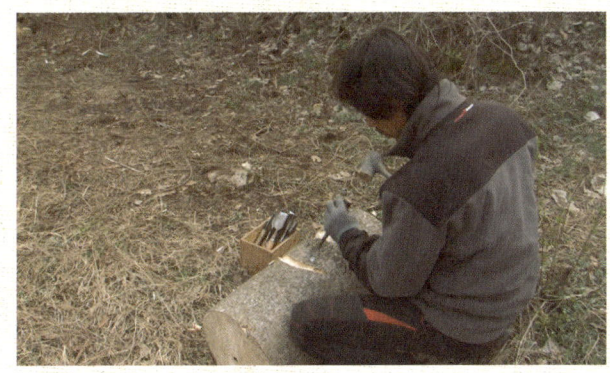
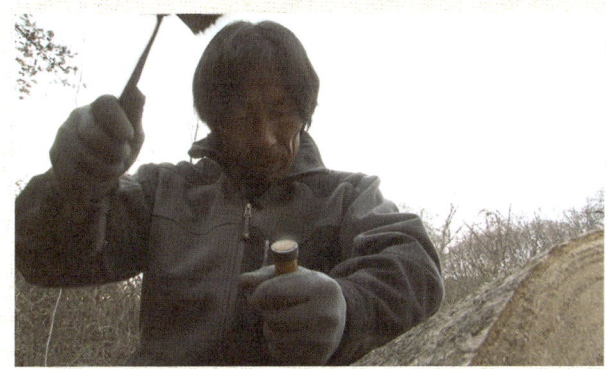
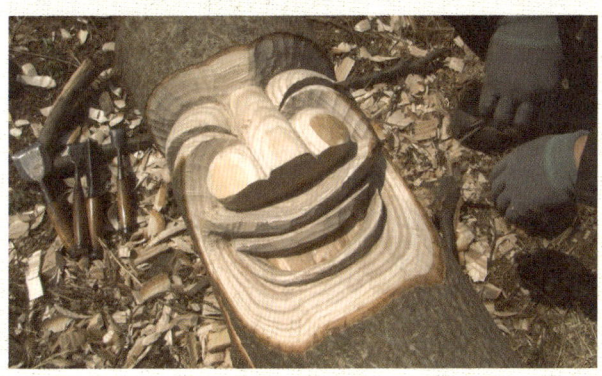

가족이 그리울 때 자연인은 장승을 깎아 벗을 만든다.

나게 들린다.

"요즘은 내가 웃는 얼굴이 아니면 조각을 안 해요. 눈웃음을 치든 입을 크게 벌리고 웃든, 웃는 얼굴만 조각을 해요. 요즘은 내 기분이 좋은가 봐요. 기분이 좋은 날은 조각의 상도 편안하고 기분 좋은 모습으로 나오거든요."

웃는 얼굴이 자연인과 꼭 닮은 장승이 완성됐다. 이제 이 장승도 자연인의 든든한 벗이 될 것이다.

짧아서 더 간절하기만 한 산중의 봄밤이 찾아왔다. 다시 또, 매화차의 그윽한 향이 산속에 은은하게 퍼진다. 이런 밤이면 가족들이 유난히 생각난다.

"보고 싶지요. 그래서 겨울에는 집사람한테 가서 아들이랑 같이 지내요. 겨울에는 산에서 할 게 없잖아요. 집사람이 참 고마워요. 그냥 참아주는 것이니까. 그냥 묵묵히 기다려주는 게 고마운 거지요."

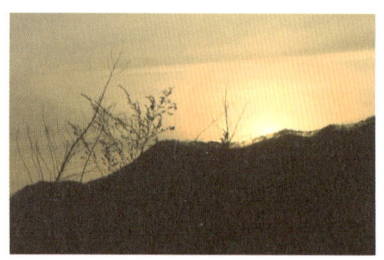
산중의 봄밤이 찾아왔다.

산사람이 되겠다는 자신의 꿈을 묵묵히 참고 견뎌주는 가족에게 늘 고맙고 미안한 마음뿐이라는 자연인.

"나는 산하고, 우리 각시하고는 다른 또 다른 결혼을 했다고 보면 될 거예요. 그냥 쉽게 말하자면, 남녀가 결혼하는 것과는 다른 또 다른 색시가 바로 산."

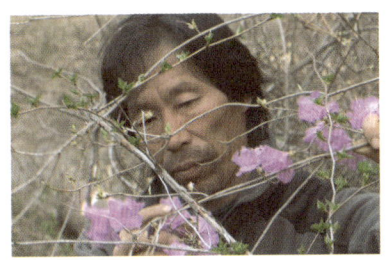
자연인은 봄꽃만큼이나 고운 사람이었다.

자연인은 그렇게 고백을 하고서 솔잎 위에서 잠을 청한다.

여느 때와 다름없는 산속에서의 아침이 밝았다. 처음 대면했을 때 자연인의 모습은 꽃과 안 어울린다고 생각했는데, 지내고 보니 봄꽃만큼이나 고운 사람임을 알 수 있었다.

산에는 이야기가 있다. 그저 산이 좋아 산사람이 된 남자. 그가 이곳을 떠나지 않는 이유는 이 산속에 그의 행복 이야기가 고스란히 담겨 있기 때문이 아닐까? 묵묵히 우리를 품어주는 자연. 진정한 행복의 해답은 그 안에 있을지도 모른다.

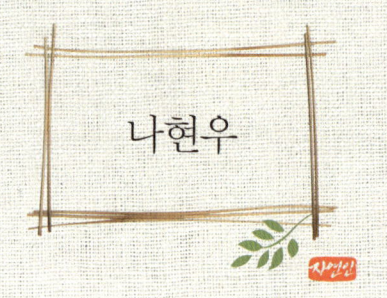

나현우

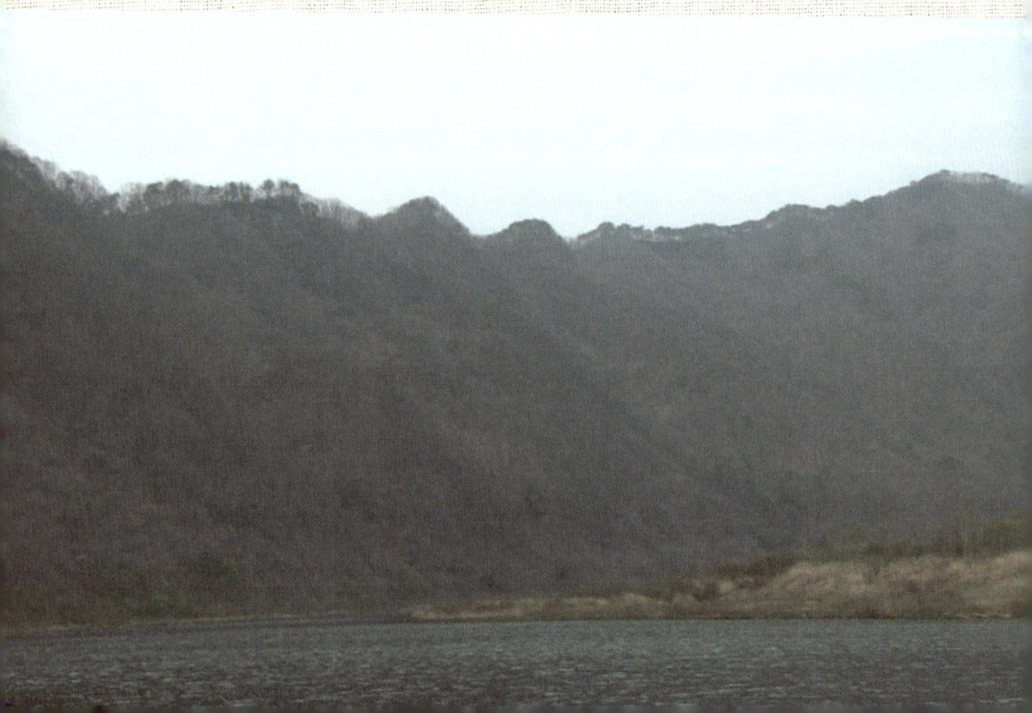

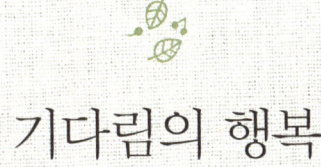

기다림의 행복

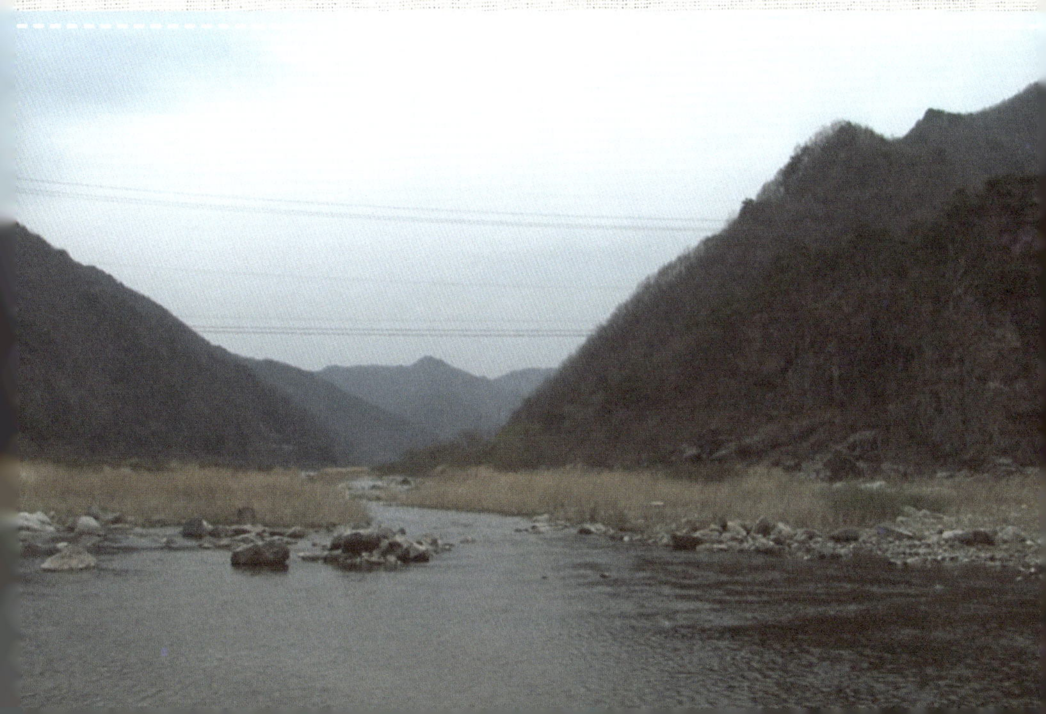

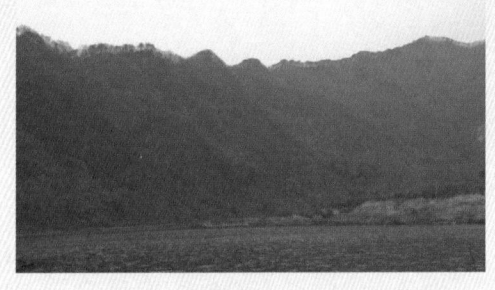

"꼭 자연인이 되어야 하는 게 아니라,
그냥 와서 살면 되는 거 같아요.
흐르는 대로 사는 것이 가장 좋다는 걸
자연 속에 살면서 새삼 깨닫게 되는 것 같아요."

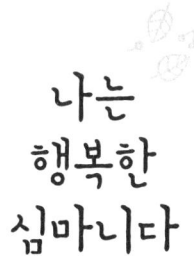

나는
행복한
심마니다

🌿 나현우 씨는 산 정상 아래 움막에서 살고 있다. 자연의 품 안에서 하루하루 맑은 기운을 받으며 살고 있는 지금이 그는 너무나 행복하다. 비록 1년을 꼬박 손수 지은 집에는 변변한 세간 하나 없지만, 아무것도 부족하지 않다. 그는 이곳에서 마음의 행복을 채워가는 중이기 때문이다.

자연인의 작은 움막 안에는 유달리 사진이 많다. 산행하면서 찍은 야생화, 산의 사계절 풍경 등이 바로 그것이다. 그는 산의 사진만 보아도 마음이 개운하다며 시원해지는 기분이 든다고 한다.

물론 도시에서는 편리하게 살 수 있다. 멀리 이동할 때는 힘들

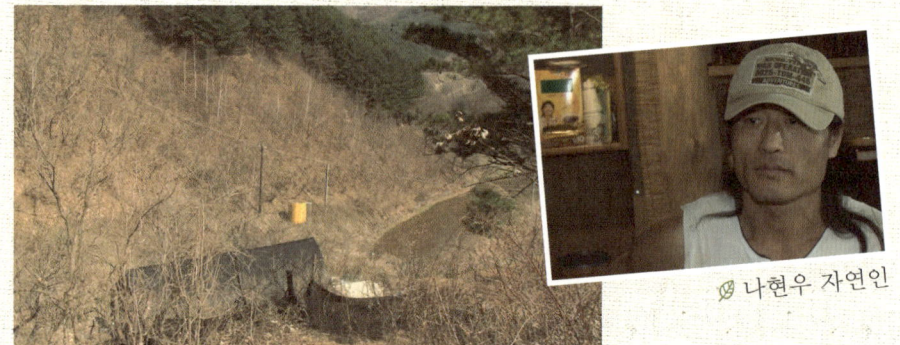

🌱 나현우 자연인

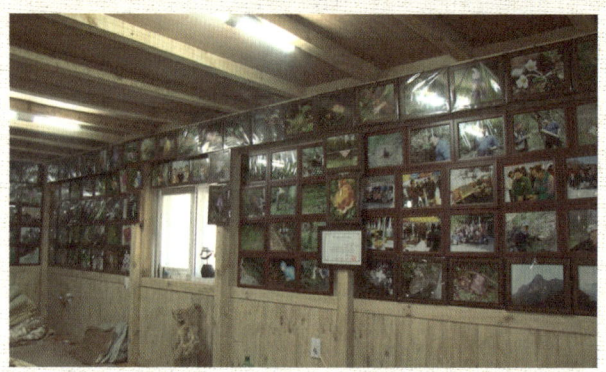

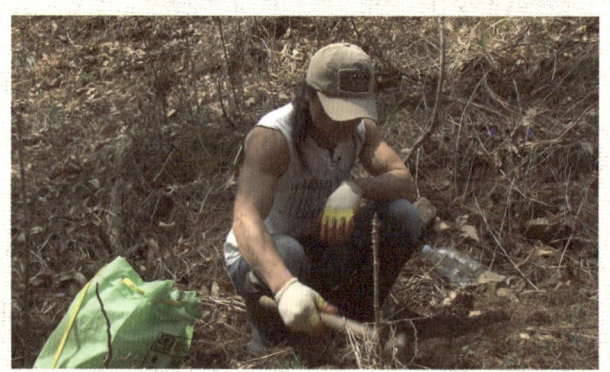

심마니로 산중 생활을 하는 자연인은 산을 찍은 사진만 보아도
마음이 개운하고 시원하다고 한다.

게 걷거나 산을 오르지 않고 자동차를 타고 다니는 등 좋은 점이 많지만, 정작 자연인은 꽉 막힌 아파트와 빌딩 숲인 도시가 답답하게만 느껴졌다.

반면, 지금 손수 지은 움막에서는 가만히 누워만 있어도 산을 통해 마음이 맑고 편안해지는 것을 느낄 수 있다. 그는 이제 다시는 도시에 살고 싶은 마음이 없다고 말한다.

"지금은 도시에서 하루도 못 살 것 같아요. 맑은 공기, 아침의 새소리, 개구리 소리, 마음을 정화시키는 산. 자연과 더불어 사는 삶은 도시의 삶과 비할 수가 없죠."

자연인은 현재 심마니로 살아가고 있다. 즉, 삼을 캐는 직업을 가지고 있다. 그는 어렸을 때부터 산에 가는 것을 좋아했다. 초등학교 시절, 이모님이 삼밭을 운영하셔서 어린 자연인은 원두막에서 삼밭을 지키면서 풀 같은 것을 뽑아서 먹어보았는데, 지금 생각하니 그것이 바로 인삼이었다. 어린 시절에 자세히 이파리도 보고 열매도 보았던 것이 지금의 심마니 생활에 밑바탕이 되어주고 있다.

자연인은 삼을 캐는 것보다 캔 삼을 몸이 좋지 않은 사람들에게 나눠주는 것이 더 즐겁다고 한다. 이상하게 아까운 생각이 들어

본인은 잘 먹게 되질 않는다고 한다. 그렇게 산에 오르면 눈에 띄는 산삼을 찾아 사람들에게 주다 보니 그것이 인연이 되어 지금까지 오게 된 것이다.

24년, 짧지 않은 시간

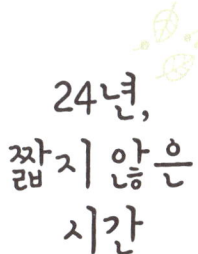

🌿 자연인은 24년 동안 산을 지키며 삼을 재배하고 캐왔다. 그러다 보니, 삼에 대해 전문가가 되었다. 그는 산양삼 한 뿌리를 얻기 위해 수십 년 세월을 산에 묻었다. 그는 땅

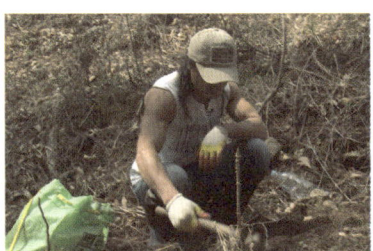 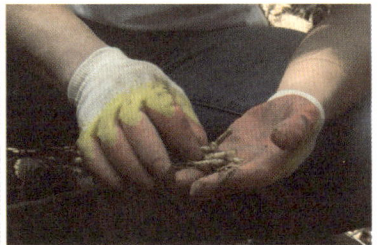

삼을 캐는 자연인

을 파서 씨를 심고, 고생 고생 하면서 산에 다니며 키운 삼을 캤다.

"인삼 같은 경우는 씨를 심어놓고 거름 치고 농약을 뿌리고, 그러다 보니까 2~3년이면 손가락만 한 게 굉장히 커져요. 그런데 이런 산에서는 산양삼 씨를 심어도…. 이거 2000년에 씨를 뿌렸는데, 10년이 지나도 작아요."

봄이 되면, 산양삼 밭을 재정비하는 일이 1년 중 가장 큰 일이다. 삼을 키우는 것은 여느 농사보다 쉽지 않다. 삼이 어느 정도 자라면 2~3년에 한 번은 일일이 옮겨 심어야 하기 때문에 여간 번거로운 일이 아니다. 게다가 비탈진 곳에 하려니 더욱 쉬운 일은 아니다.

하지만 자연인은 산 그대로 삼을 키우는 것이 가장 중요하다고 한다. 예를 들어, 소나무가 걸리면 소나무를 잘라내지 않고 그냥

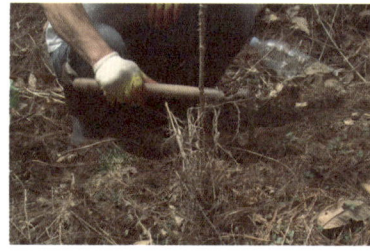 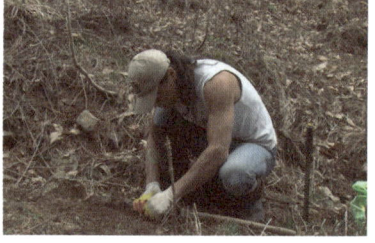

삼밭을 정비 중인 자연인

함께 자라도록 둔다. 그게 산에 대한 배려라고 말한다.

"소나무에서 씨가 떨어져서 사람이 씨로 키우려면 힘들잖아요? 이렇게 하려면 벌써 수년을 지나야 하는데, 삼이랑 같이 사는 거죠. 원래는 사람이 먼저가 아니라 산이 먼저잖아요. 있는 걸 최대한 살려가면서 농사를 짓는 거죠."

예전의 나?
그저 평범한
가장

🍃 여느 가장들처럼 그도 하루 중 가장 행복한 시간은 가족사진을 보며 흐뭇해하는 시간이다. 어느새 시간이 흘러 훌쩍 자라 있을 딸들이 그립기도 하지만 그 시절을 돌아

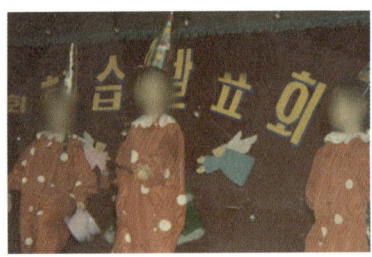 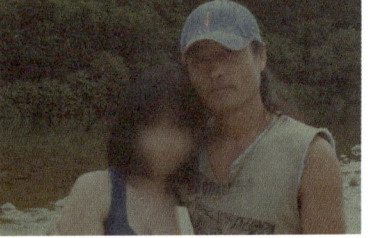

자연인의 가족사진

보면 한숨이 먼저 나온다고 한다.

　젊었을 땐 돈을 번다는 이유로 아내와 헤어지고는 내 몸과 마음이 힘들다는 이유로 딸들을 생각하지 못했다. 그 시절엔 남들이 평범하게 누리는 소소한 즐거움마저도 사치라고 생각했던 것이 후회로 남는다.

"서울에 살면 그런 것들이 해소되잖아요. 그래서 내가 서울에 애들 보러 가고 싶어도 이게 그려지는 거야. 어디로 해서 어디로 가야 되는데, 차가 어디가 밀리고 어디가 복잡하고 벌써 머릿속에 그것부터 걱정이 생기는 거야. 산에는 차 밀릴 일 없고 가고 싶은 대로 가면 되는데…. 이제 와서 어려운 거지."

　자연인은 못난 남편, 못난 아빠로 좌절하고 싶지는 않았다. 본인이 산을 택한 것은 떳떳한 남편, 행복한 아빠가 되고 싶었기 때문이라고 조심스레 고백한다. 매일 매일 생각하지 않은 날이 하루도 없었던 가족, 그리고 그립고 미안한 아내. 분명 행복해지기 위해 악착같이 살았지만, 지금 생각하면 후회만 남는다. 그래서 그는 지난 시간 속에 가슴에 깊이 새긴 고통과 상처를 자연 속에 묻기로 했다.

"가정만은 지키고 싶었어요. 하지만 현실은 녹록지 않더라고요. 그때는 너무 힘들고, 사는 것도 힘들고 그러다 보니까 주유소 일도 해보고, 조개구이도 해보고, 고기 장사도 해보고, 민속 주점도 해보고 그랬죠. 부천에서 조그마한 운수 사업을 했었는데, 이삿짐업체에서 횡포도 심하고 이삿짐 깨도 보상도 못 받고 일했었지요. 그렇게 1년, 2년 지나면서 인건비가 많이 올라가고 그러다 보니까 현상 유지도 어렵고. 그러다 사고 한 번 크게 터지면 돈이 또 많이 깨지고…. 점점 도시에서 외곽으로 빠지다 여기까지 오게 된 거 같아요."

산이 알려준 건강법

🌿 24년 동안 산 생활을 하면서 자연인은 많은 걸 배웠다. 그중에서도 산이 거저 주는 것들로 자신만의 건강법을 만들었다고 한다.

하나. 약술 담그기

자연인이 산에 와서 생긴 유일한 취미는 약술 담그기다. 하산할 때 술을 담글 만

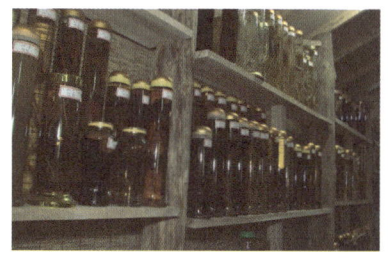

자연인이 담근 약술들

한 약초가 보이면 캐다가 술을 만드는 것이다. 그렇게 한 병, 한 병 담다 보니 세월이 지나 수십 가지가 되었다.

"여기에 8,000만 원짜리 술도 있어요. 필요한 사람에겐 8,000만 원도 되고 필요 없는 사람한테는 10만 원도 안 될 수도 있지요. 숫자로 등급을 매기는 것이 아니라 가치를 볼 줄 아는 삶을 말한다고나 할까요."

자연인은 산양삼을 깨끗하게 씻어 다진 삼을 술에 담가 조금씩 우려 마셔도 좋다고 말한다. 바로 마시는 삼은 이렇게 해서 마시면 향도 좋고 효과도 좋다고. 약술은 3년이 지나야 효과가 있지만, 산양삼은 이렇게 술에 넣고 조금 흔든 후 마셔도 좋다고 추천한다.

둘. 산중 최고 별미 식단

자연인의 약초창고는 보물창고 같다. 엄나무, 오가피, 마가목 등 없는 약초가 없다.

그는 산중 별미 식단으로 산양삼 무침과 닭백숙을 추천한다. 엄나무를 넣고 비린내를 잡은 백숙과 어린 산양삼 무침이면 최고의

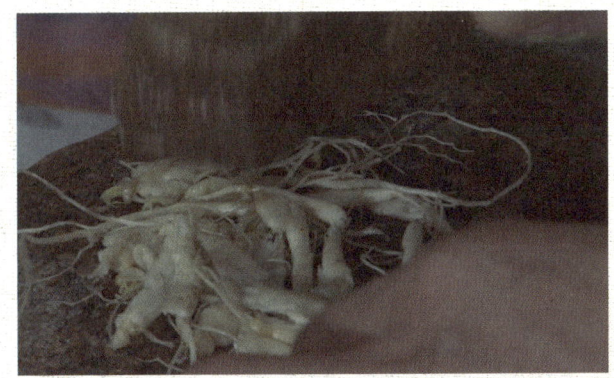
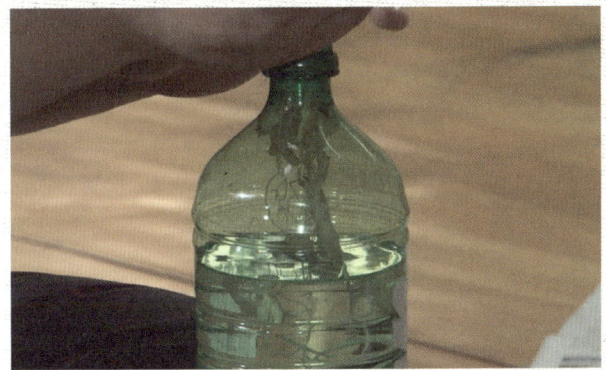
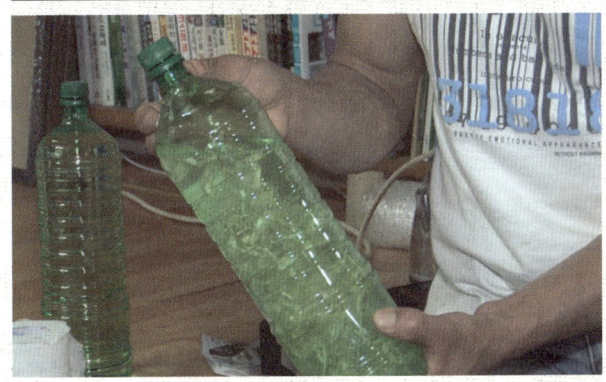

자연인이 삼을 다져 술에 담가 즉석에서 약술을 만든다.

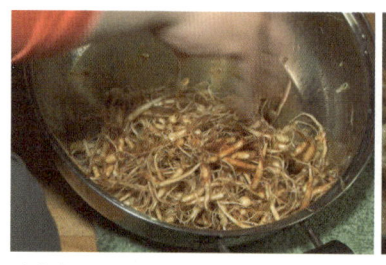 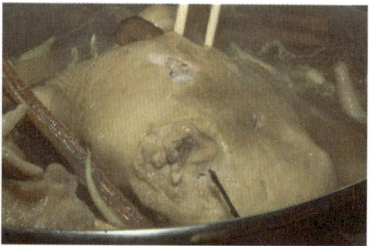

산양삼 무침(좌)과 닭백숙(우)

밥상이 준비된다. 아무리 어린 산양삼이라도 귀한 것인데, 세상에 하나밖에 없는 산양삼 겉절이를 먹는 기쁨은 산에서만 맛볼 수 있다.

셋. 자연인의 아침밥상

자연인은 산에서 밥을 먹기 힘드니 쌀을 불려놓았다가 볶아서 섭취하기를 즐긴다. 생쌀을 먹으면 씹을 때 딱딱하기 때문에 볶아놓는 것이다. 이렇게 볶아서 산에 가서 먹으면 고소한 맛도 즐길 수 있어서 좋다. 또, 소금을 넣고 함께 볶아 먹으면 산에서 땀을 흘릴 때 염분까지 보충할 수 있다.

"산에 밥 싸서 가면 밥이 쉬고, 혹은 너무 차가워서 먹기 힘들어

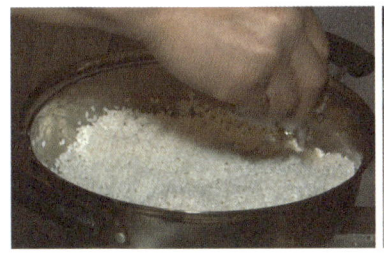 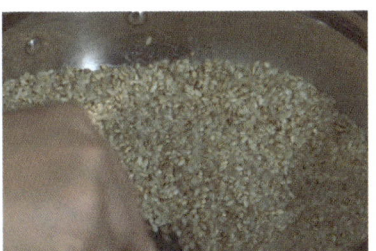

쌀에 소금을 넣어 볶는 모습

요. 그런데 이거 한 줌씩 넣고 다니면 고소하고 간단해요. 이렇게 해서 10일이고 20일이고 산에 갔다 나오면 몸무게가 거의 10kg 빠져서 나오기도 해요."

그리고 그는 산양삼을 캐서 상품성 없는 것을 골라 효소로 만들어둔다. 5년 정도 되면 강정 같은 맛이 나는데, 인삼 절편 같은 쫄깃한 맛이 일품이라고 한다.

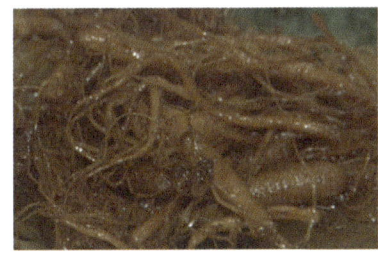 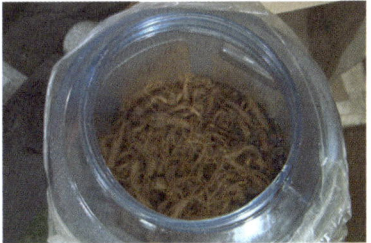

산양삼 효소

약초 '심는' 심마니

🍃 자연인은 매년 산에 묘목을 사와 심는다. 사람들이 좋은 약재가 있다고 하면 몰려와서 무분별하게 채취해가는 것이 산에 죄를 짓는 것 같은 마음이 들어서다.

사람들이 열매를 채취하기 위해서 큰 나무를 다 잘라버려 헛개나무, 벌나무 등 좋은 나무들이 고갈되고 있는 현실이 안타깝다. 자연인에게 많은 것을 내어준 산이기에 그도 받은 만큼 돌려주고 싶다는 마음에서 시작한 일이다.

그는 매해 새로운 약초를 심는다. 약초만큼은 산에 의지하지 않고 자급자족을 하기 때문이다. 그가 있는 곳이 야산이다 보니 예

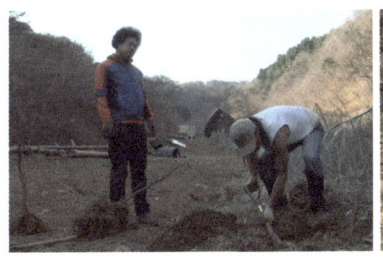 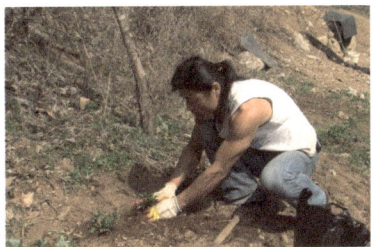

묘목과 약초를 심는 자연인

전에는 봄만 되면 사람들이 약초를 캐러 많이 올라와 약초가 고갈되었다. 그래서 그가 그대로 번식하라고 캐지 않고 두었더니 지금은 취나물이나 수리취나물, 떡취나물 등이 많이 번식되었다.

"떡취나물이 거의 멸종 위기에 있거든요. 그런데 지금은 그런 것도 많이 번식되고… 삼지부엽초, 일반 한약방에서 말하는 '창출'이라는 거, 삽주 그리고 작약이 많이 번식되어 기분이 좋죠."

자연인은 그저 오랫동안 많은 사람들이 자연의 혜택을 누리길 바라는 소박한 마음으로 오늘도 약초를 심고 있다.

"진짜 남들하고 재배하는 방법이 다른 거 같아요. 나는 산 자체를 그대로 보존하는 게 목적이지, 내가 이득을 많이 취하기 위해서 산을 훼손하는 일은 절대 안 하거든요. 그래서 여기서 나오는 약초들이 향이 아주 좋아요. 내 것이라서 맛이 있어서가 아니라 정말로 맛이 있어요. 그거 하나는 제가 자부하고 있어요."

자신을 품어준 고마운 산에 매년 새로운 생명을 더해주고 싶다고 포부를 밝힌다.

또, 그가 산에서 자주 하는 일 중 하나가 봉분을 치우는 것이다. 그는 다니다가 봉분을 발견하면 나뭇가지를 하나씩 치워주고 간다. 벌초까지는 아니지만, 잘 다듬어주는 일을 즐겨 한다.

"관리는 아니고, 지나가다 있으면 하는 거죠. 관리라고 할 수 있나요. 내가 만약에 묻혀 있는데 이렇게 큰 나무들이 박혀 있다고 생각하면… 가슴을 짓누르고 있는 거잖아요. 굉장히 답답할 것 같다는 생각이 들어서요. 이렇게라도 조금만 치워주면 개운하시지 않을까, 돌아가신 분이."

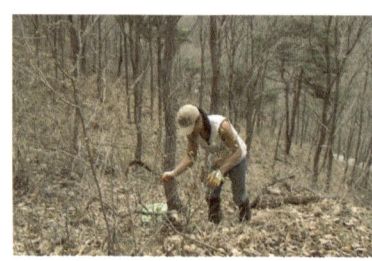 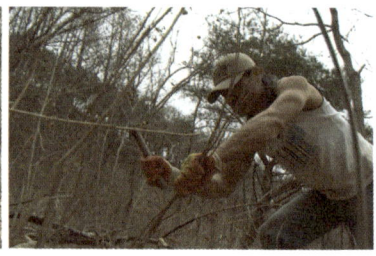

산을 다니다가 봉분을 치우는 일로 보답한다는 자연인

자연이 주는 여유, 비박과 낚시

자연인은 간혹 산속에서 비박을 한다. 나무를 엮어서 얼기설기 만든 텐트는 생각보다 견고하다. 오로지 버려진 나뭇가지만으로 텐트 하나를 만드는 재주도 산에서 얻은 기술 중 하나다. 거기에 바닥까지 깔면 일류 호텔 부럽지 않은 자연 호텔이 완성된다.

비박의 절정은 밤이다. 깊은 밤, 별이 열매처럼 열리는 광경은 억만금을 주고도 살 수 없다고 그는 입이 마르게

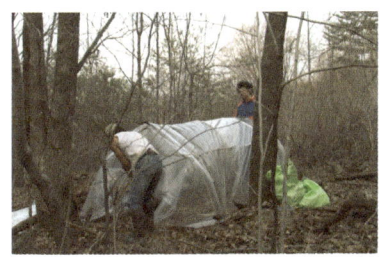
나무를 엮어서 텐트를 만드는 자연인

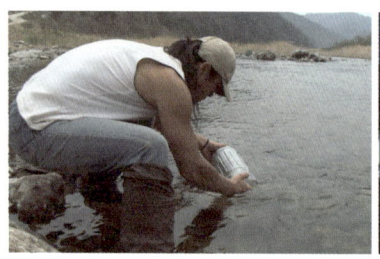 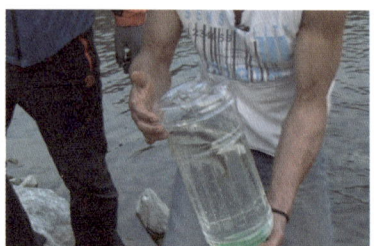

강가에서 낚시를 하는 모습

자랑한다.

 또 하나의 여유는 낚시에서 찾을 수 있다. 자연인은 때때로 어린 시절이 떠오를 때마다 강에 나와 낚시를 즐긴다. 그에게 물고기가 많이 잡히고 잡히지 않고는 중요하지 않다. 세상에 넘쳐나는 게 먹을거리고 돈만 있으면 가질 수 있는 게 많지만, 그는 물질이 주지 못하는 행복을 잘 알고 있기에 자연이 주는 기다림의 여유가 더욱 값지다.

 "꼭 자연인이 되어야 하는 게 아니라, 그냥 와서 살면 되는 거 같아요. 그런데 다 버리고 오는 게 쉽지 않으니까. 그게 어려운 거 같아요. 내려놓는다는 것. 하지만 흐르는 대로 사는 것이 가장 좋다는 걸 자연 속에 살면서 새삼 깨닫게 되는 것 같아요."

 그에게는 자연이 곧 삶이고 삶이 곧 자연이다. 자연을 아끼고 사랑하고, 끊임없이 그 사랑을 주는 모습. 기다림의 미학으로 자연에서 얻어지는 넉넉함을 품고 사는 나현우 씨는 자연, 그 자체였다.

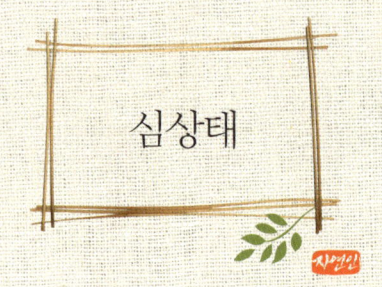

심상태

자연이 선물한 청춘

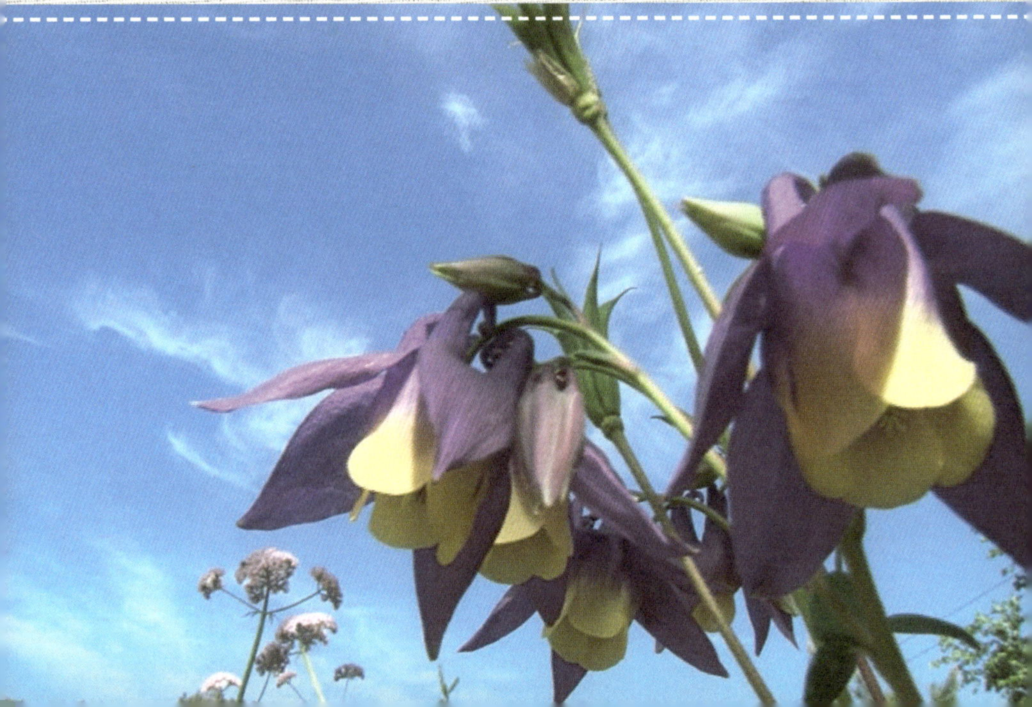

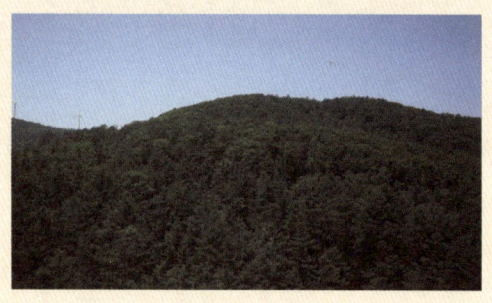

"이 숲속에서 자연 그대로 굴러다니면서
내가 하고 싶은 대로 하고,
그게 제일 편안하고 좋아요."

청춘은 자연이다!

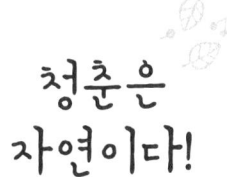

    🍃 강원도의 산자락. 울창한 숲에 가려져 있는 아담한 집 한 채가 바로 심상태 씨의 집이다. 8년 전, 그는 집안 대대로 물려받은 땅에 새로 자리를 잡고 새 삶의 뿌리를 내렸다. 그가 직접 지었다는 집은 정교한 설계도, 특별한 기술도 없이 짓다 보니 조금은 복잡한 구조를 가지고 있다.

  자연인은 간벌작업을 해둔 나무를 구해 '투방집(귀틀집)'을 만들었다. 어린 시절, 화전민들이 이렇게 집을 짓는 것을 본 기억을 더듬어 집은 물론 정자까지 이 방식으로 만들었다. 나무를 교차로 쌓고, 그 틈새에 황토를 바르는 방법이다.

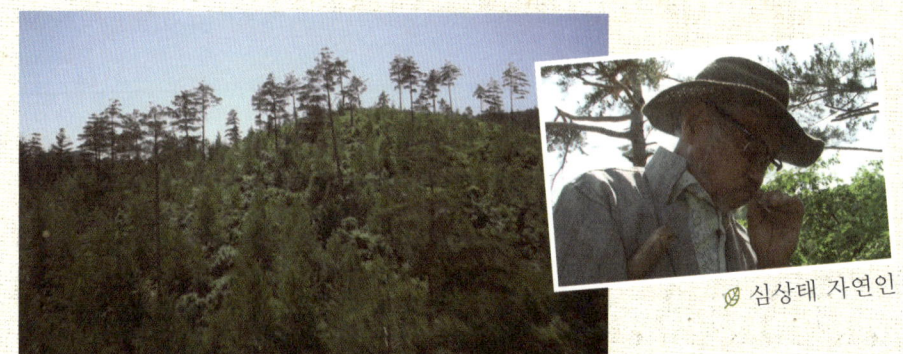

🌿 심상태 자연인

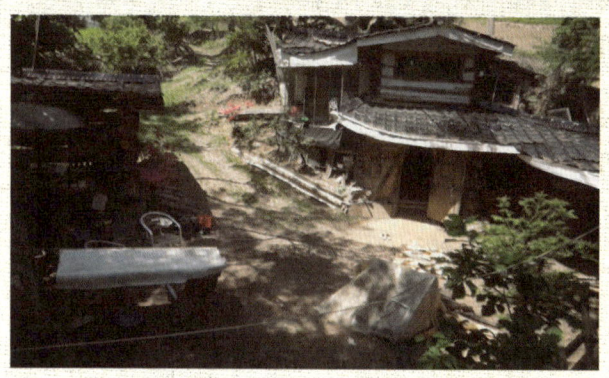

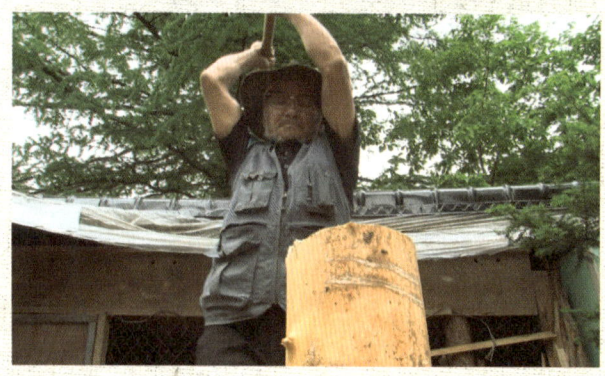

강원도 산속에 직접 집을 짓고 사는 자연인은
나이를 뛰어넘은 체력과 활력을 보여준다.

자연인의 집의 특별한 점은 살아 있는 소나무가 집의 기둥 역할을 한다는 것이다. 그렇다 보니 집 안에 들어서면 은은하게 소나무 향이 난다.

  구조 또한 특이하다. 소나무 기둥을 중심으로 짓다 보니 공간을 늘리려면 층을 올려야 했고, 전문가가 아닌 아마추어의 손길로 짓다 보니 조금 복잡한 형태를 갖추게 되었다.

  이렇게 완성된 집의 모습은 외관으로 보기에는 일반 집과 별반 다르지 않다. 그러나 안으로 들어가 보면 층 구분이 모호한 특이한 구조를 가진다. 1층과 2층이 수직으로 이루어진 일반적인 집과는 다르게 층과 층이 회전식 계단처럼 이어져 있다. 1층에서 방 하나를 지나 옆으로 가면 높이가 조금 높은 방이 이어져 있다. 1층 옆이 1.5층, 그 옆이 2층인 셈이다. 이렇게 소나무 기둥을 중심으로 방들이 둘러 있고, 점점 층이 높아지는 구조다.

  또 폐자재들을 이용해 소파는 자동차 운전석 시트로, 창문은 버스 창문으로 만들어 세상에서 하나뿐인 재미있는 집이 완성되었다.

  "예전엔 택시 운전을 했어요. 시발택시. 처음 시작한 택시라는 뜻이지. 택시 하다 망하고 몇 번 살림을 엎고 나니, 참 고생도 많이 했지. 지금은 욕심 없어요. 정말 행복해. 남들 보기에 불쌍해 보일지 몰라도 난 좋아서 사는 거라 행복해요."

 자연인은 본인이 지은 자연의 집에서 청춘을 되찾았다고 말한다. 그는 백발의 노인이지만, 청년 못지않은 체력을 자랑한다. 여든이 넘은 나이에도 팔뚝에 불끈 솟아 있는 근육은 아침마다 운동 삼아 장작 패기를 하는 덕분이다. 나무를 정확하게 반으로 쪼개는 그의 솜씨는 여느 청년들의 힘으로도 쉽게 따라잡을 수 없는 수준이다.

 장작 패는 솜씨를 선보인 뒤, 자연인은 이번엔 지천에 널린 죽은 나무를 가지고 톱질을 몇 번 하더니 금세 총대를 하나 만들어낸다. 어렸을 적에 늘 가지고 다니며 놀았던 장난감이라며 오랜 추억을 꺼내 보이는 자연인. 허공에 새총을 겨누어보며 동심으로

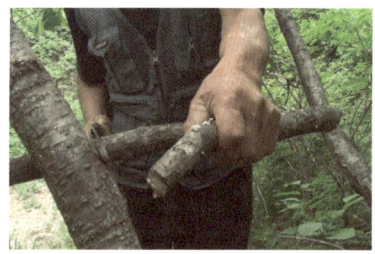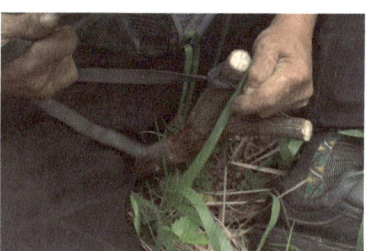

주변의 재료로 총대를 만들어내는 자연인

돌아간 듯한 모습을 보니 그의 산 생활이 매우 즐거워 보인다.

특별할 것이 없는 것 같지만 자연 속에서 놀며 하루하루 재미있게 보내는 그는 세상이 정한 나이의 체면 없이, 또 누군가의 시선도 받을 일 없이 즐겁게 사는 기쁨이 좋아 자연으로 왔다. 그리고 매일 신나게 자연과 놀며 청춘을 되찾았다.

유쾌한 자연인의 하루 일과

🌿 자연을 놀이터로, 청춘을 되찾는 활력소로 삼아 생활하는 자연인. 그의 하루는 얼마나 즐겁게 흘러가고 있을까. 하루 동안, 짧게나마 자연인의 일과를 함께하며 그가 누리는 자연 그대로의 활력과 생기를 나누어보기로 했다.

am 6:00. 나무하기

아직 동이 트지도 않았는데, 이른 새벽부터 자연인이 산행길에 오른다. 죽은 나무들을 정리해 땔감으로 사용하려고 하는데, 겉

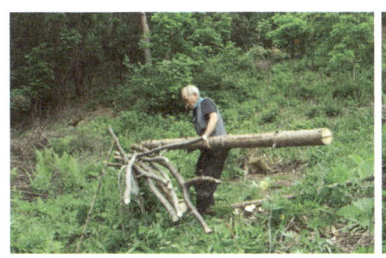 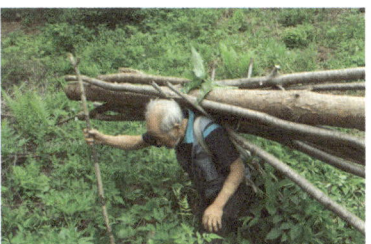

이른 새벽부터 나무를 하는 자연인

보기에도 꽤 무거운 통나무를 거뜬히 나른다. 작은 체구에 고령의 나이지만 그는 젊은이 못지않은 체력을 자랑한다.

젊은이 못지않은 체력은 산 생활을 하면서 자연스럽게 얻어진 것이다. 아내와 자식들이 사소한 것들을 모두 챙겨주던 도시와 달리, 산속에서는 스스로 움직이지 않으면 생활할 수 없기 때문이다. 그러다 보니 나이를 뛰어넘는 체력을 얻을 수 있었다.

am 9:00. 나물 뷔페

아침은 간단히 집 주변에 있는 나물을 뜯어 해결한다. 혼자 사는 집이라 거창하게 반찬을 마련할 필요도 없지만, 지천에 무공해 반찬들이 있기 때문이다. 오염되지 않은 땅에서 자생한 풀들

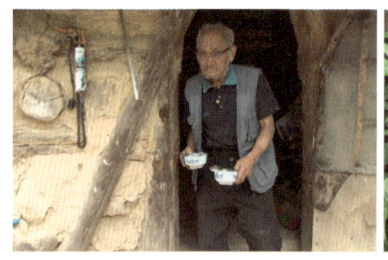 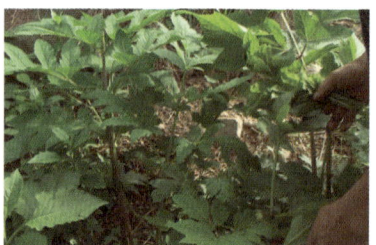

자연인의 아침식사는 나물 뷔페다.

이라서 특별히 씻거나 조리하지 않아도 맛있는 반찬이 되어준다. 손만 뻗으면 얻을 수 있는 나물들을 장에 찍어 먹기만 하면 훌륭한 나물 뷔페를 즐길 수 있다. 이렇게 나물 향에 취해 허기를 달래다 보면 건강까지 덤으로 챙기게 된다.

am 10:00. 집안일

 좋아서 택한 산골살이지만 그만큼 움직여야 하고, 때로는 귀찮은 일도 있는 건 사실이다. 하지만 자연인은 소소한 아이디어로 그 귀찮음마저 즐거움으로 바꾸고 있다. 사소한 일에도 재미를 찾는 것이 그가 8년간 이곳에서 터득한 삶의 노하우다.
 아침식사를 하고 자잘한 집안일들을 처리하는 자연인. 이불도

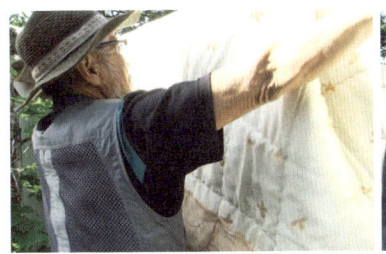 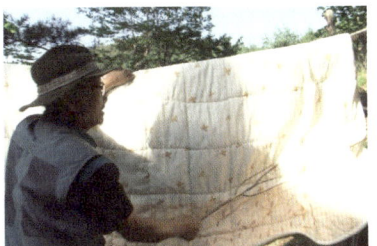

나뭇가지로 이불을 터는 모습

그냥 털지 않는다. 이불을 털기 편하게끔 삼지창 모양을 한 나뭇가지를 일부러 주워 와서 털기 시작한다.

"이불에 보이지 않는 균이 있대요. 그래서 요렇게 생긴 나뭇가지를 골라서 털지요. 재밌어, 이런 것도."

am 11:00. 밭일과 작물 돌보기

뿌리는 만큼 거둘 수 있다는 진리는 산골에서도 예외는 아니다. 자연인은 8년 사이에 농부가 다 되었다. 곡식은 거짓말을 하지 않는다면

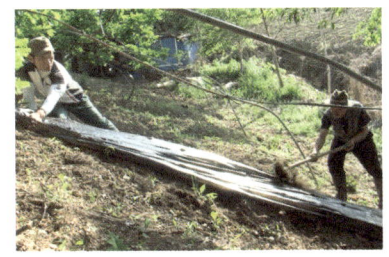

밭일하는 자연인

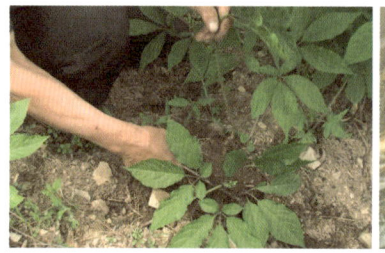 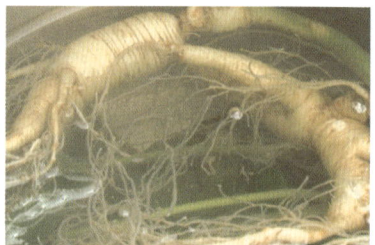

삼을 캐서 삼잎차를 끓인다.

서 얼마 후 자라날 땅의 결실에 기대를 품어본다.

 자연인은 집 앞에 장뇌삼과 더덕도 기른다. 생활비가 필요할 때 조금씩 내다 팔기도 하고, 생활 곳곳에 다양하게 이용하는 편이다. 그는 다른 사람들과는 달리 삼 뿌리보다 잎에 집중한다. 커피나 차를 마실 때도 삼잎을 끓인 물을 이용하고, 물을 금방 끓이고 싶을 때 삼잎을 넣으면 금방 끓어오른다고 추천한다.

pm 12:00. 가재 잡기 및 점심식사

 날이 더우면 자연인은 계곡이 주는 시원함과 즐거움을 찾는다. 계곡은 그 시원한 물소리만으로도 위안을 주기 때문이다. 한여름의 계곡 물은 냉장고에 있는 물보다 훨씬 차다. 때로 계곡에서 가

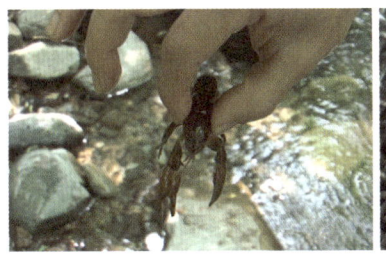 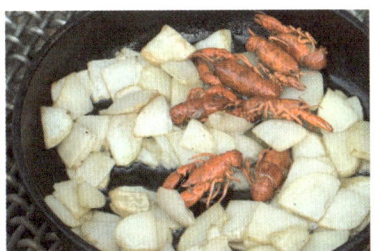

직접 잡은 가재로 점심식사를 한다.

재를 잡아보기도 한다. 더위도 식히고, 어릴 적 추억에 빠져 가재 잡기를 하다 보면 어느새 점심때다.

직접 잡은 싱싱한 가재와 감자로 점심을 해결한다. 어릴 적 추억이 남아 있고, 때때로 자신을 그때로 되돌려주는 자연. 그 이유 때문에 자연인은 이곳에서 흙을 만지는 일을 멈출 수 없다.

"이 숲속에서 자연 그대로 굴러다니면서 내가 하고 싶은 대로 하고, 그게 제일 편안하고 좋아요."

pm 5:00. 수레 만들기

자연에서는 무엇이든 놀잇감이 된다. 나무를 자르고 수레를 손질해 자연인식 인력거를 만들어볼까? 나무를 자르고 폐차에서 주

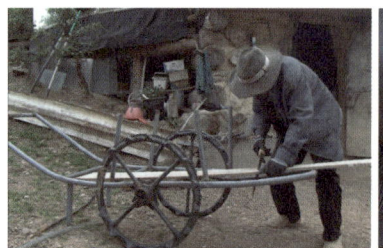 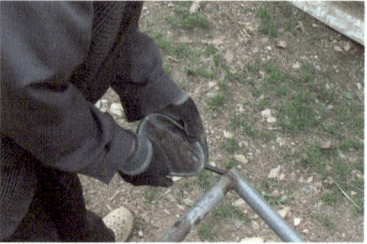

수레를 만드는 자연인

워온 백미러까지 장착하면 세상에서 하나뿐인 수레가 완성된다.

　자연인은 이 모든 것이 아무것도 아닌 것처럼 보일 수도 있지만 내가 즐거우면 그만이라고 한다. 또 이렇게 한바탕 웃고 나면 그는 그만큼 젊어지는 기분이라고….

pm 6:00. 장작불 샤워

　산골짜기에도 여름이 찾아왔다지만 해가 고개로 넘어갈 즈음이면 산중의 공기는 차가워진다. 사시사철 불을 때야 하는 산중의 삶을 살기 위해 자연인의 손이 저녁이면 분주해진다. 그리고 어디선가 가져온 긴 호스를 아궁이 위에 있는 물통에 연결하면, 금세 장작불에 데워진 따뜻한 물이 나온다. 그야말로 근사한 샤워

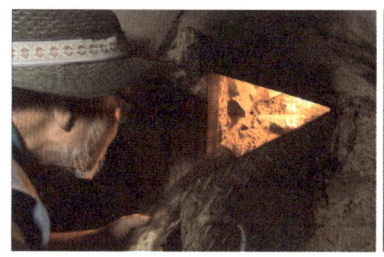 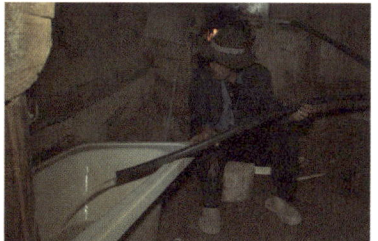

장작불로 데운 물을 욕조에 받고 있는 모습

기가 완성되는 것이다.

　나무를 패서 만든 장작으로 아궁이에 불을 때고, 이 불로 데운 물에다 호스를 연결해 샤워를 하는 데까지, 자연인의 손길을 거치지 않는 것이 없다. 고단한 하루 일과를 풀어주는 샤워마저도 참 많은 과정이 필요하다.

　이렇게 불편한 과정들을 그가 굳이 감수하는 데에는 생활을 스스로 꾸려나간다는 즐거움 때문이리라. 거기에서 자신만의 재미와 젊음을 찾아나가는 게 아닐까.

pm 7:00. 산골 저녁 밥상

　장작불 샤워 후 저녁을 준비하는 자연인. 저장해뒀던 호박과 감

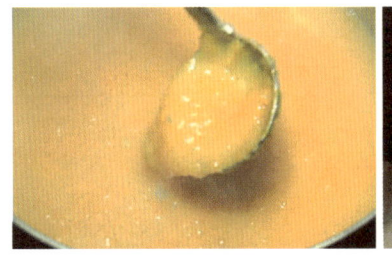 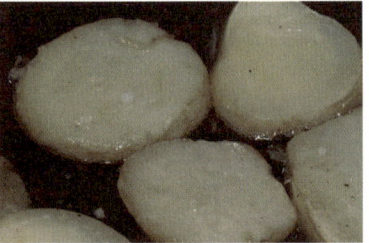

호박죽과 감자로 차린 저녁 밥상

자를 꺼내 소박한 산골 밥상을 차린다. 소박하지만, 보글보글 호박죽이 끓으면 영양 가득한 저녁이 된다. 감자도 별다른 것 없이 구워서 소금만 뿌렸는데도 꽤 먹음직스러워 보인다.

"왜 여기에서 살게 되었냐고? 씨앗도 날아가다 뿌리내리면 그냥 그곳에서 살듯이 나도 그랬어요. 꼭 여기서 살아야겠다고 마음먹었던 건 아니고. 그냥 살다 보니 여기까지 오게 된 거지. 산속에 살면 내가 할 일도 많고, 필요한 일도 많아요. 누가 간섭하는 사람도 없고…. 또 일하다 슬슬 걸으면 운동도 되고. 그래서 자연 속에서 사는 게 좋은 거지."

마음속에 품은 벗

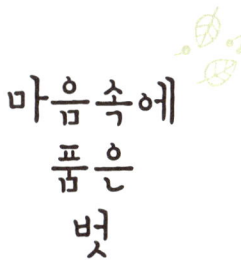

🌿 홀로 산 생활을 하는 자연인에게는 기쁨을 주는 친구들이 있다. 바로 닭들이다. 모이를 주러 들어간 닭장은 참 널찍하다. 닭들이 생활하는 거실이고 운동장이라 말하는 그는 닭들이 자는 공간도 따로 마련해뒀다고 한다.

그가 닭을 키우는 이유가 뭘까?

"크는 거 보는 게 즐겁고, 나하고 시간도 이렇게 잘 보내고…. 짐승이 사랑스러워."

마침 이날, 한 달 가까이 알을 품고 있던 어미의 품에서 조용히, 새로운 생명이 태어났다. 자연인은 아마도 이 작은 생명체들을 보는 즐거움 때문에 정성스레 닭을 기르는 게 아닐까. 갓 태어난 병아리를 보며 기뻐하는 모습에서 자신이 늘 그렇게 살고자 하는 '젊음'을 느끼며 활력을 얻고 있음을 알 수 있었다.

새 생명을 맞이한 아침, 그에게는 또 다른 일과가 있는 듯하다. 푸근한 어미의 품에서 노는 새끼처럼 자연인은 그를 마음껏 품어주는 자연의 품을 즐기며 어디론가 향한다.

모처럼 차려입고 그리운 아내를 만나러 가는 길이다. 가까운 곳에 마련한 아내의 묘. 지금은 자연 속에서 평화롭고 행복하지만, 모진 세월을 함께한 아내를 단 하루도 잊은 적이 없다.

"외로운 마음을 일일이 다 얘기할 순 없잖아. 그걸 극복하고 살면 다 살아지는 거지. 아쉬운 얘기는 말로 다 할 수 없는 건데…."

비록 세상을 떠났지만 아내 곁을 지키며 미안함과 아쉬움을 전하는 자연인은 산속에서 평화롭게 나이 들어가는 행복을, 자신만의 방식으로 아내와 나누었다.

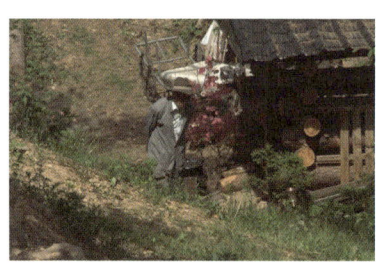
아내를 만나러 가는 자연인

하루 한날, 새로운 생명을 맞이한 기쁨과 떠난 아내에 대한 그리움을 느꼈다. 마음속에 품은 벗, 그것이 막 태어난 생명이든 오래 마음에 묻은 죽음이든, 어쨌든 그는 홀로 남아 있다. 다른 사람들의 눈에는 외롭고 쓸쓸해 보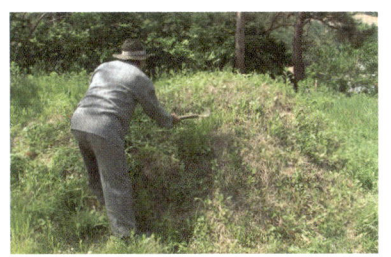

아내의 묘를 벌초하는 모습

일지 몰라도, 품에 안은 벗들이 있기에 그는 더 젊고 활기차게 살아야 한다는 마음을 다지고 있는지도 모른다.

   오늘도 그는 이 자연 속에서 청춘을 산다.

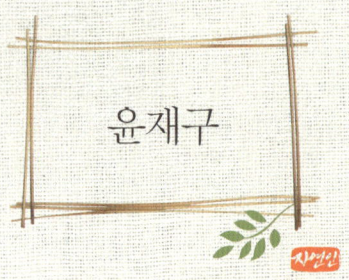

윤재구

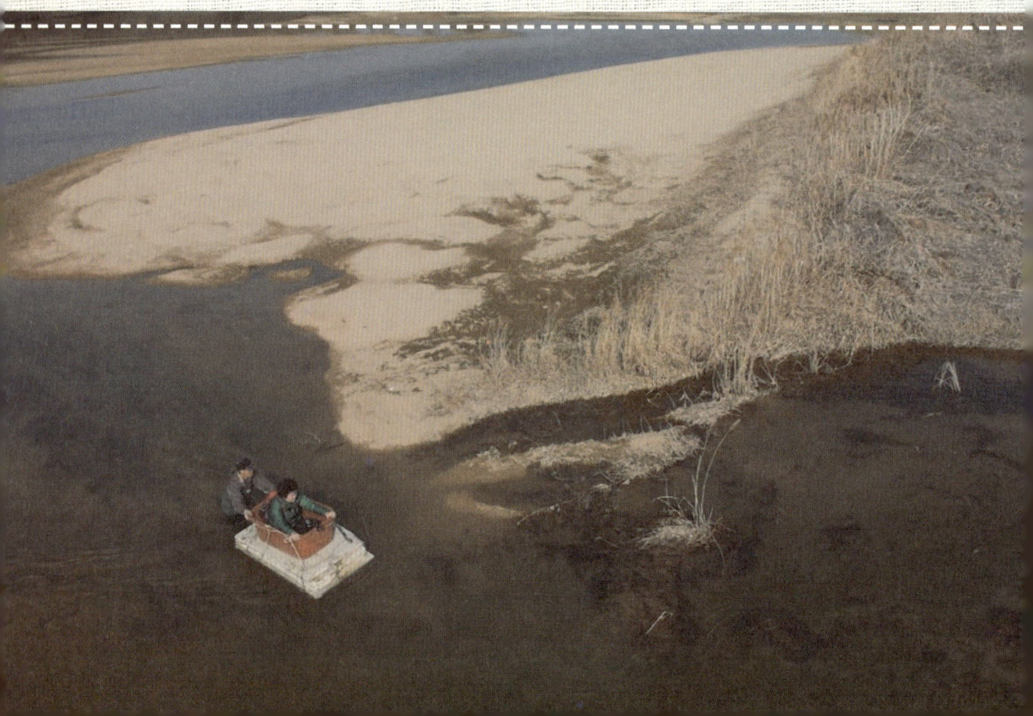

산사나이의 운명

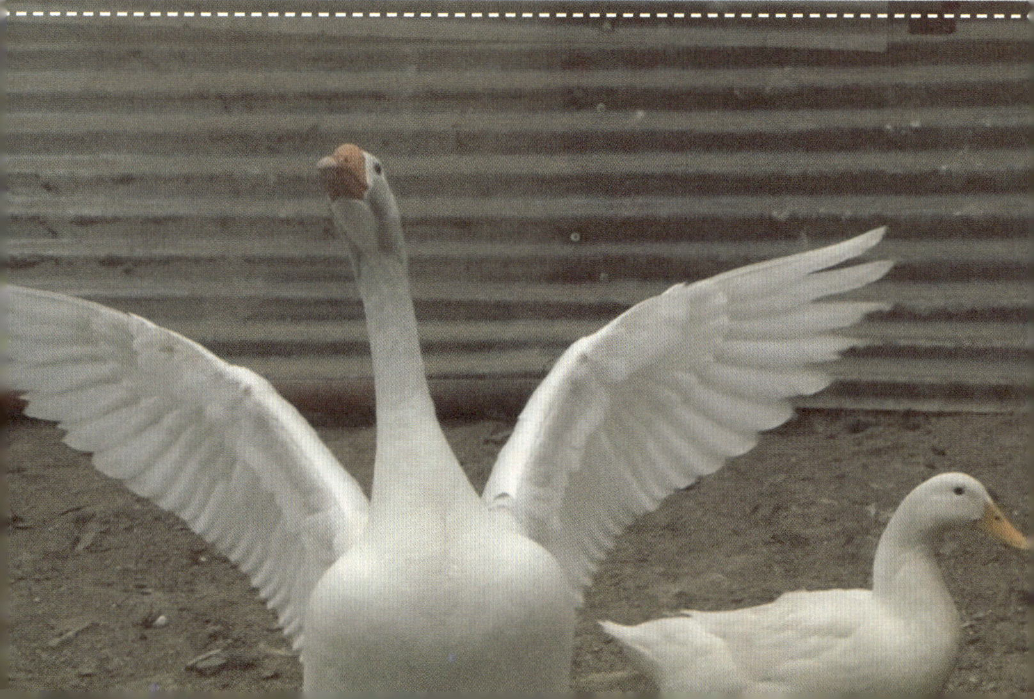

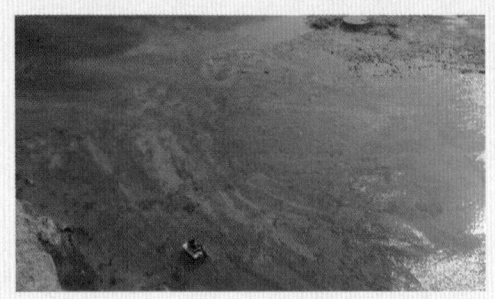

"자연에 대한 공부는 무궁무진한 거예요.
헤아릴 수가 없다고.
숨을 쉬고 땅에 발붙이고 살아 있는 한,
자연에 대한 공부는 계속되어야 해요."

고무 대야를
탄
산사나이

차디찬 얼음을 깨며 흐르는 맑은 물. 바야흐로 봄이다. 계절이 바뀌는 길목에서 만난 자연인, 윤재구.

강 건너 자연인의 집으로 가는 길은 유쾌함 그 자체다.

저 멀리 멀리 강을 건너오는 한 사람. 그런데, 그가 타고 온 배의 모습이 가히 기가 막힐 노릇이다. 배가 아닌 빨간 고무 대야를 타고 건너오는 자연인. 세상에서 단 하나뿐인 그만의 고무 대야 배는 밑에 스티로폼을 대 물에 뜰 수 있게 만들어졌다.

작은 산 2개를 오르고 내려야 하는 거리. 산길로만 다니면 1시간 40분이 소요된다. 그러나 이 빨갛고 튼튼한 고무 대야 배를 이

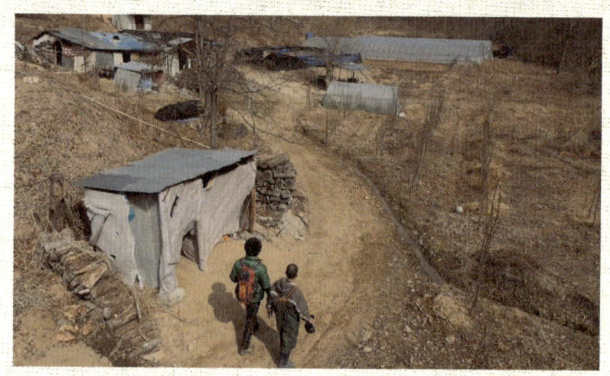

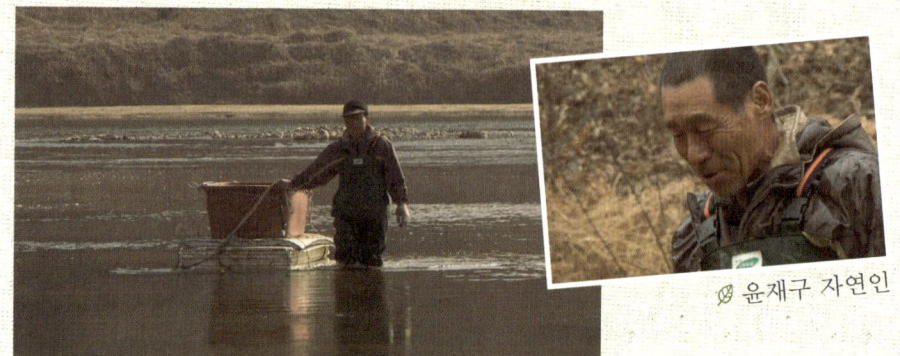

🌿 윤재구 자연인

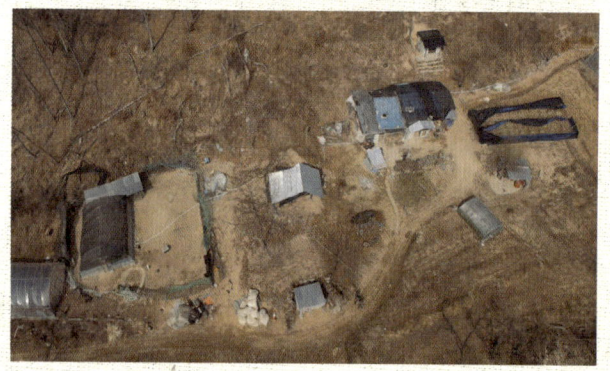

문중 깊은 산골짜기에 사는 자연인은 빨간 고무 대야를
배 삼아 물길로 이동한다.

용하면 단 10분이면 된다.

  올해 61세의 윤재구 씨는 지난 28년 동안 강원도 고성의 산골짜기에서 살다가 6년 전 문중에 터를 잡았다.

  문중 땅, 골짜기가 깊은 이곳에 집을 짓기 위해서 지게에 자재를 실어 날라 돌 하나 놓고 나무 하나 놓은 게 꼬박 1년이 걸렸다. 강 건너 고무 대야에 자재 실어 또다시 지게에 둘러메기를 수십 번 반복했던 그. 누가 시키지도 않았는데, 어쩌면 고행과도 같았을 그 일을 혼자서 해냈다.

전봇대 없는 집

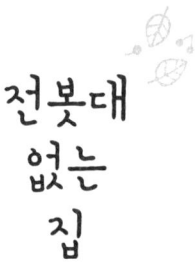

자연인은 집에 들어서자마자 누군가를 찾는다.

"흰둥아!"

흔한 강아지 이름을 가진 흰둥이는 다름 아닌 거위. 자연인의 집에는 거위뿐 아니라 닭과 오리도 함께 산다. 산 생활의 적적함을 달래주고 귀한 양식까지 제공하는 고마운 녀석들이다.

세간이라고는 옷과 이불이 전부인 그의 집에는 전기가 들어오지 않는다. 전봇대가 없으니 당연지사. 하지만 그는 밤을 위해 태양열 판을 이용해 LED 등을 밝히고 있다. 전등 커버는? 반찬통으

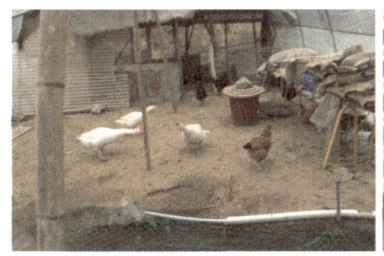 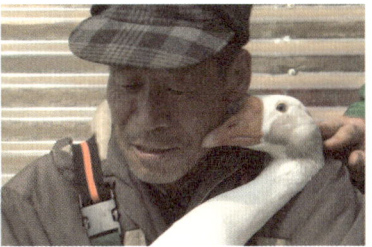

자연인은 거위, 닭, 오리와 함께 산다.

로 대신한다.

 전기가 들어오지 않으니 음식을 저장하는 데도 방법이 필요했는데, 김치나 효소 등을 땅속에 묻어둘 수밖에 없었다. 봄, 여름, 가을, 겨울…. 계절이 변하고 세월이 쌓여 땅이 정성스럽게 품어준 그의 식량. 땅은 그 어떤 초호화 냉장고와도 바꿀 수 없는 그만의 보물창고가 되었다.

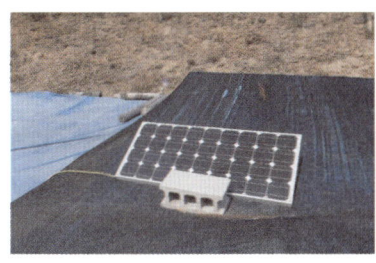 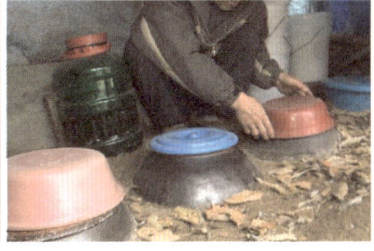

전기가 들어오지 않아 태양열 판과 땅속 냉장고를 이용한다.

"냉장고에요, 냉장고. 일명 자연 냉장고."

땅속에 고이 넣어둔 동치미며 배추김치며, 다른 반찬이 무슨 소용 있으랴. 그의 보물창고에는 김치 말고도 탐나는 게 또 있다. 그건 바로 각종 효소. 특히 2년 전 담가둔 진하디진한 복분자 효소는 자연인의 소박한 자랑거리이기도 하다.

문득 전기도 들어오지 않는 이 깊은 산골짜기에 들어와서 사는 이유가 궁금해진다. 자연인은 서울에서 건설업을 하다 건강을 잃었다고 말문을 연다.

"내가 걸을 때, 마치 풍이 온 사람처럼 다리를 끌고 다녔어요. 병원이란 병원은 다 가봤지. 그런데 허리에서 다리로 이어지는 신경이 눌려 있다더라고. 수술을 해야 한다는 거지요. 그런데 수술을 하면 90%는 걸을 수 없고, 휠체어 생활을 한다더라고…."

그는 수술 대신 산을 선택했다. 당시 매제가 살고 있던 강원도에 휴식 차 방문했던 그는 알 수 없는 감정에 휩싸였다.

"내가 향로봉을 쳐다보면서 자꾸 울었어요. 산을 보면 나도 모르게 자꾸 눈물이 나…. 그래서 저 산에 좀 올라가겠다고 했지요."

그의 매제는 아픈 다리를 이끌고 산에 가겠다는 그를 모진 말로 막아섰지만 애걸복걸 사정하는 처남을 막을 수는 없었다. 그런데 이상한 일은 그때 일어났다.

"산에 오르는데, 이 몸이… 아주 가뿐하게 날아가는 거예요. 천근만근 무거웠던 다리가 막 가볍더라고."

그 뒤로 자연인은 산을 제집처럼 드나들기 시작했다. 그러던 어느 날, 은빛 형태의 산신령을 만났는데 그의 가슴으로 빛이 차고 들어오면서 아픈 다리가 나았단다.

쉽게 이해할 수 없는 그의 이야기. 그렇지만 걷고 싶었던 그의 간절한 바람이 믿음을 낳은 것은 아니었을까.

직접 깨달은
산중 생활의
지혜

🌿 강렬한 이끌림으로 맺은 산과의 인연. 그는 마치 산과 한 몸을 이룬 듯이 지난 세월을 보냈다. 자연과 동화되어 살아온 그만의 삶의 방식은 진정한 건강을 찾는 데 큰 보탬이 되었다.

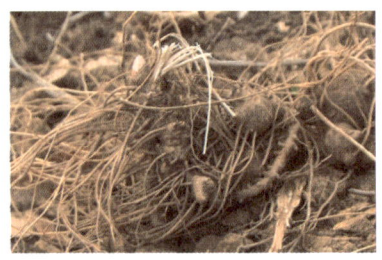
백출

그는 온통 낙엽으로 뒤덮인 산에서도 보물처럼 숨겨진 온갖 약초들을 찾아내는 데 선수다.

"찾았다! 백출! 어이고, 여

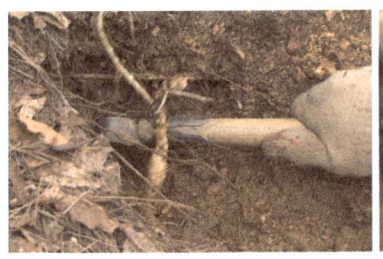 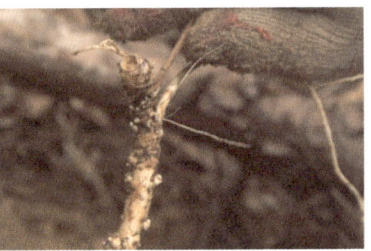

도라지대를 발견하고 캐낸 도라지

기도 있고 저기도 있고. 창출도 있네. 아주 지천이네."

아무리 봐도 그 낙엽이 그 낙엽 같아 보이는데 그는 낙엽의 모양을 보고 어떤 약초인지 단번에 알아맞힌다.

누군가에게는 험준하기 그지없는 산도 평지처럼 날아다니는 자연인. 산 이곳저곳을 다니며 약초를 벗 삼아 건강한 생활을 즐기고 있다.

"도라지~ 도라지~ 백도라아지~ 심심~ 산천에~ 백도라지~"

마른 도라지대를 발견하고는 땅을 파낸다. 이내 모습을 드러내는 긴 도라지의 자태.

"하나, 둘, 셋, 넷… 열아홉, 스물, 스물하나! 21년 됐

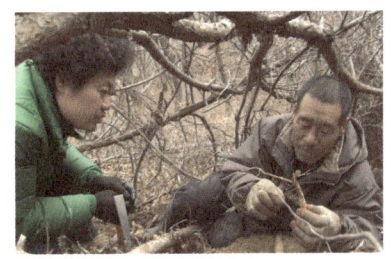

도라지의 혹을 세는 자연인

네. 이런 거는 산삼 못지않아요. 한두 뿌리만 캐면 됩니다."

그는 자연이 준 선물의 소중함을 잘 안다. 그래서 더는 욕심 내지 않고 돌아서는 데 익숙하다. 그리고는 잠시 한 숨 돌리며 챙겨 온 쇠비름 효소를 꺼낸다. 두 모금 마시고 크게 숨을 들이쉰다.

아픈 몸을 낫게 하려고 시작했던 산 생활이었다. 어떤 것은 먹고 어떤 것은 먹지 말아야 하는지를 직접 알아갈 수밖에 없었다.

"독초는 혀로 맛보면 톡 쏘면서 혀가 갈라지는 것 같아요. 그렇게 확인할 수밖에 없었지요. 약초 잎만 보고 어디에 좋겠다는 걸 내 눈으로 직접 보고, 익히고, 터득하고, 머릿속에 넣기까지 한 12년 걸렸습니다. 약초 구별하느라 12년이 걸렸어요. 그 사이 강산이 변했네…."

오랜 세월이었지만 살기 위해서는 견뎌야만 했던 시간이었다.

산중 생활의 지혜, 하나.
벌레와의 한판승

그의 아침은 장작을 패는 것으로 시작된다. 운동 삼아 한다는 장작 패기. 그러다 굼벵이라도 나오면 고단백 별식을 얻었다고 좋아한다. 땅콩만큼이나 고소한 것이, 아무 때고 얻을 수 없기에 더욱 즐거운 아침이다.

그리고 아궁이에 새 장작을 얹기 전, 다 타버린 재를 모아 담는다. 그리곤 물에 섞어 천연 농약처럼 사용한다.

"유실수나 채소 같은 데 이 물을 주면 벌레가 안 생겨요. 농약 칠 필요가 없지요."

뭐 하나 버릴 것이 없으니 부족함이 없는 것이 산중 생활의 지혜다.

5년 전에 심어놓은 가죽나무 밭에 잿물을 뿌린다. 다 탄 나무가 이제는 자라는 나무에게 생명을 위한 밑거름이 되는 것이다. 아마 곧 잎이 무성하게 자라 앞마당이 온통 푸르러질 것이다.

벌레를 쫓기 위한 그만의 지혜는 또 있다. 집 근처에서 이름 모

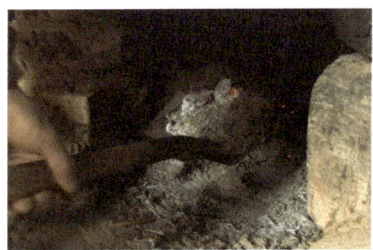 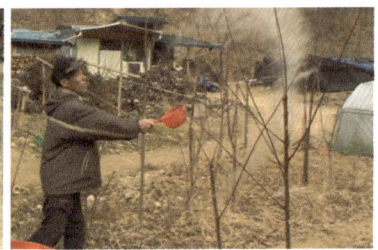

타고 남은 재를 물에 섞어 농약으로 쓰는 자연인

를 버섯을 따게 되면 먹지 않고 말려두는데, 이 버섯들을 태워 연기를 피우면 여름철 모기를 쫓는 데 매우 좋단다.

산중 생활의 지혜, 둘.
연못에서 물고기 잡기

 해가 뉘엿뉘엿 지기 전, 그는 또 할 일이 있다. 직접 만든 연못에다가 통발을 놓는 자연인. 우물에선 식수와 생활수를 조달하고 연못에서는 물고기 얻는 재미가 쏠쏠하단다.
 "고기야~ 들어와라~ 고기야~ 들어와라~"
 신명나게 외치며 시작된 물고기 몰이. 고기를 모는 모습이 마치 어린아이 같다. 고기 몰이를 하는 건지 물놀이를 하는 건지 알 수 없을 때쯤 펄떡 뛰는 뭔가가 있다. 월척이다!

산중 생활의 지혜, 셋.
산속 비닐하우스

 자연인만의 또 다른 보물창고가 있다. 삼동초, 봄동, 상추 등 사

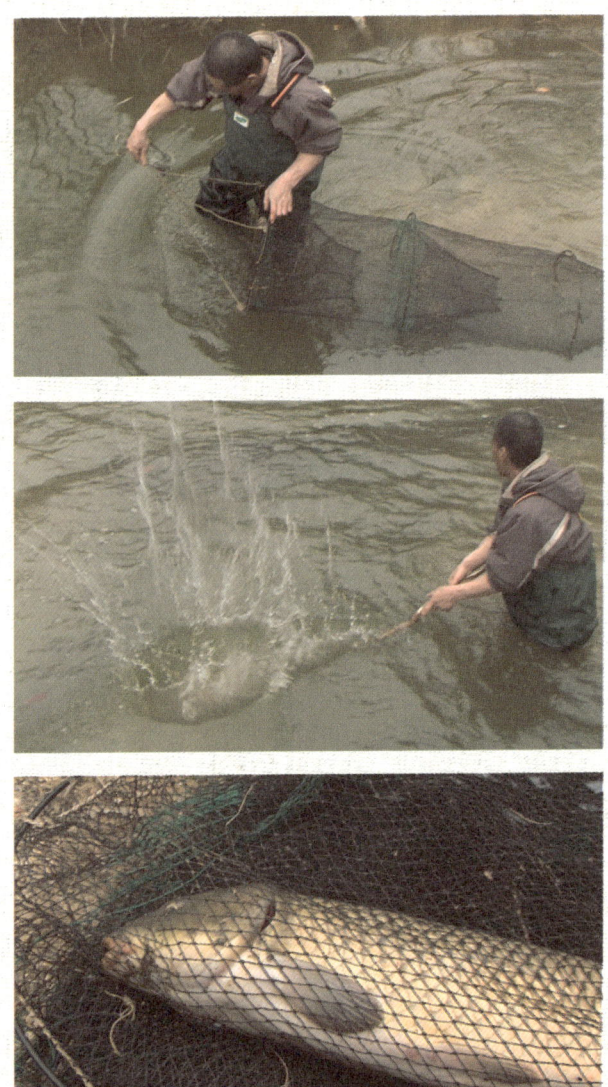

통발을 놓고 물을 쳐서 물고기를 잡는 자연인, 이내 잉어가 잡혔다.

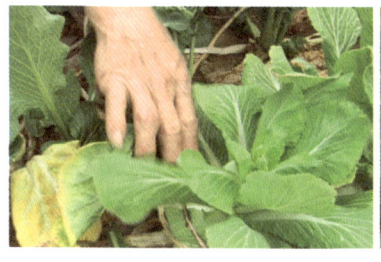 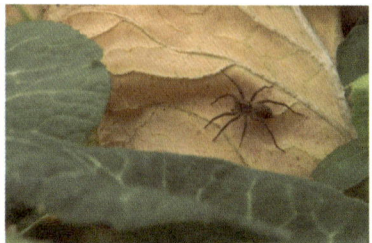
비닐하우스 속 무공해 채소와 공생하는 거미

계절 내내 싱싱한 채소를 얻을 수 있는 그의 비닐하우스가 바로 그것이다.

"여기서는 나가서 사 먹을 수가 없으니 자급자족을 해야지."

무농약, 무공해를 자랑하는 비닐하우스에는 함께 사는 곤충들도 많다.

"땅이 살아 있다는 증거죠, 이게."

맞다. 이건 땅이 살아 있다는 명백한 표시다.

씨를 뿌리지 않고 저절로 자라난 냉이, 개똥쑥 같은 풀들은 그야말로 땅과 하늘이 준 선물이다. 3년 전 직접 담근 된장에 향긋함이 가득한 봄나물을 곁들이면 햇살 아래 소풍이 따로 없다.

된장은 욕심 없는 그가 애지중지하는 것 중 하나인데, 이 구수한 된장이면 웬만한 요리는 거의 가능하기 때문이란다. 그는 이 된장의 맛을 오래 유지하기 위해 대추를 넣어둔다고 하니, 살림 고수의 냄새가 솔솔 풍긴다.

  한 끼 즐거이 먹는 자급자족의 재미를 아는 자연인. 지나친 경쟁 속에서 내가 가진 것보다 남이 가진 것에 더 관심이 많은 요즘, 누군가에게서 빼앗지 않고, 필요 이상으로 얻지 않고도 충분히 만족할 수 있음을 새삼 배운다.

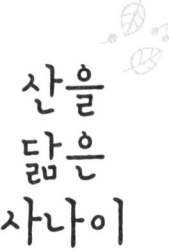

산을
닮은
사나이

🍃 어쩐지 산 생활에 대해서는 누구보다 잘 알고 있을 것 같은 그는 이렇게 말한다.

"자연에 대한 공부는 무궁무진한 거예요. 헤아릴 수가 없다고. 숨을 쉬고 땅에 발붙이고 살아 있는 한, 자연에 대한 공부는 계속되어야 해요."

자연을 생명의 은인으로 여기며 살아가는 자연인에게 산에서의 생활은 아픈 시간들을 뒤로하고 찾아온 행복이었다. 살기 위해 몸부림쳤던 그에게 산은 마지막 희망이었을 것이다. 그리고 산은 그를 묵묵히 받아들여 주었다. 그렇기에 그는 산을 떠날 수 없다.

사랑해마지않을 수 없다. 그리고 그를 닮을 수밖에 없다.
 지금 산에는 어느새 싹을 틔우고 바람을 쉬어가게 하며, 생명을 이어가는 산과 닮은 그가 있다.

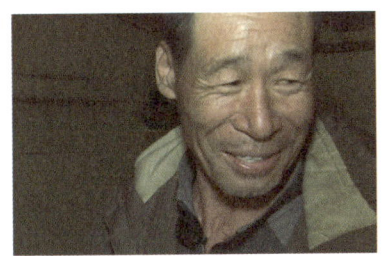

환하게 웃는 자연인

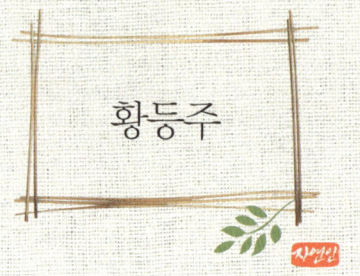

황등주

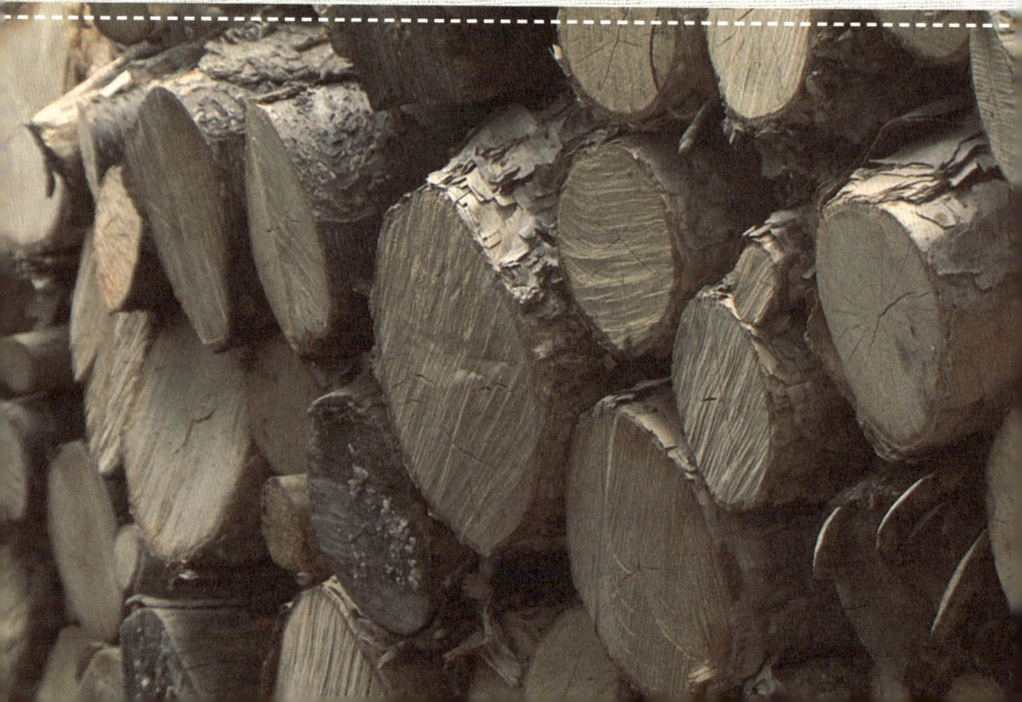

행복을 지키는 진짜 사나이

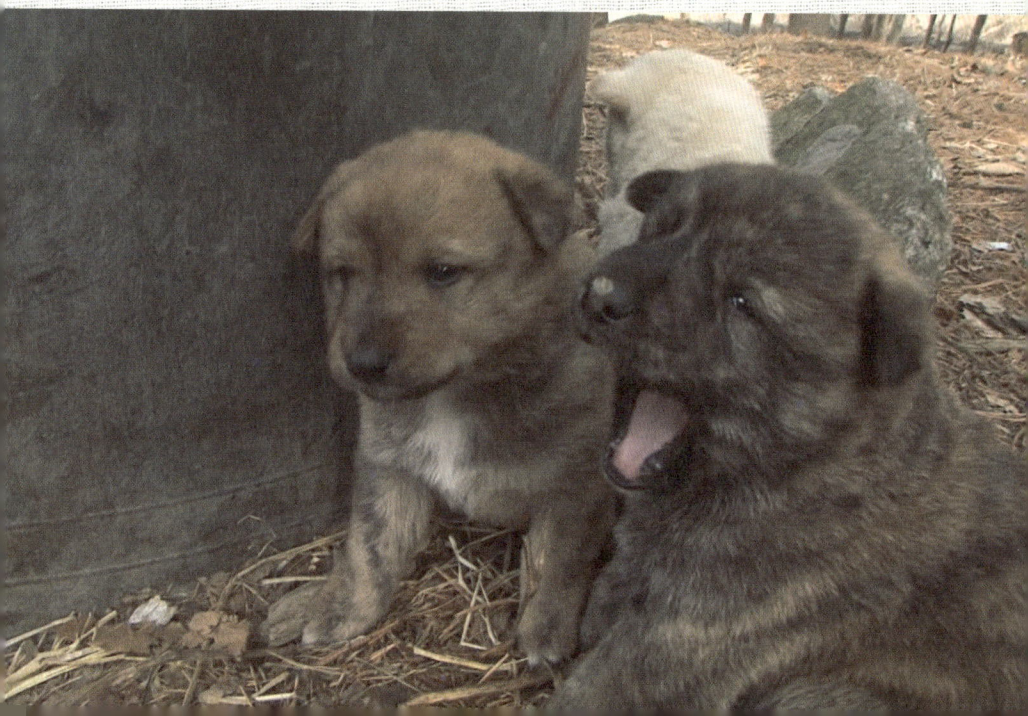

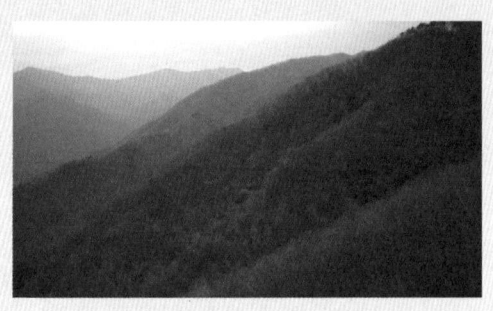

"내 진짜 인생이 산에서 시작된 것 같아요.
여기도 고생스러운 건 마찬가지지만
마음이 편해요. 행복해요."

군인?
산사람?

아무리 높고 험한 산일지라도, 어느새 봄은 그곳에도 자리하고 있다. 산 구석구석에서 여린 연둣빛이 배어나오고 나무들이 저마다 봄을 뽐내는 어느 날, 새벽. 오늘도 어김없이 이른 산을 깨우는 황등주 씨를 만날 수 있었다.

해발 600m, 마을과는 3km나 떨어진 곳에 살고 있는 그를 만나러 가는 길은 심상치 않다. 주변 곳곳에 개들이 배치되어 있고 '출입금지구역'이라는 경고문까지 붙어 있는 곳. 곧 군복 차림의 절도 있는 걸음걸이를 가진 엄숙한 표정의 한 남자가 모습을 드러냈다.

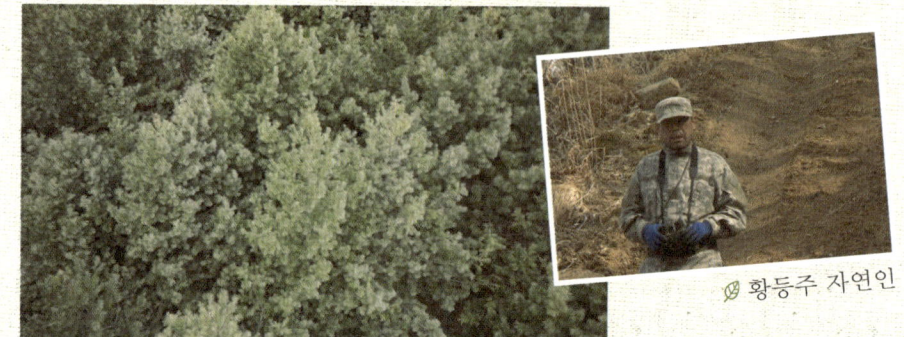

🍃 황등주 자연인

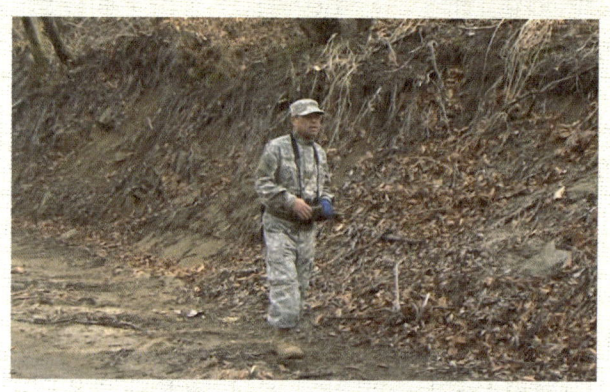

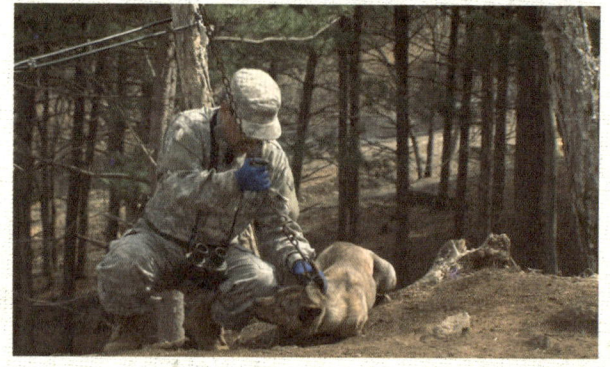

군복과 군인 정신으로 무장한 자연인은
16마리의 개들과 함께 생활하고 있다.

군복에 망원경과 호루라기를 목에 걸고 칼을 찬 그의 모습은 영락없는 군인.

"이 칼은 약초 캘 때나 쓰는 것이고, 군복은 여름에 뱀에 안 물리고 겨울에 나무할 때 가랑잎이나 먼지가 덜 붙어서 입지요. 산에 살면서 군복만큼 편한 옷이 없어요."

하지만 그의 복장을 완성하는 것은 다름 아닌 모자다. 모자를 벗고 쓸 때마다 푸근한 동네 할아버지에서 날 선 군인으로 탈바꿈하는 자연인. 일명 '군인 정신'으로 무장하여 산에서의 생활도 강하고 씩씩하게 해나가겠다는 그의 마음이 담겨 있는 것 같다.

산에 혼자 살고 있어 산짐승으로부터 스스로를 지키기 위해 진돗개와 풍산개 16마리를 키운다는 자연인.

"저기는 계곡 보초, 관망대 보초, 정문 보초. 저 세 녀석들이 군대로 따지면 1분대에요. 이쪽은 2분대. 총 3분대까지 있고, 나는 '사단장'이에요."

최근 이 적막한 산을 북적이게 만든 신병(?)들의 탄생이 있었다고 한다. 태어난 지 20일이 채 안 되는 8마리의 강아지들. 지금 직무를 다하고 있는 늙은 보초견들의 뒤를 이을 이 산의 미래인 셈이다.

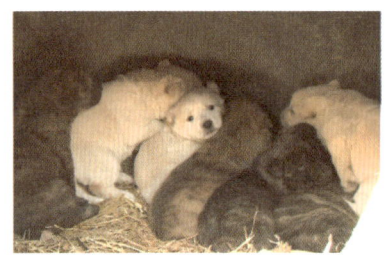
새끼 강아지들

　신병들에게 젖 줄 때가 하루 중 가장 뿌듯하다는 그. 건강하게 자라 함께 이 산을 지키는 날이 하루 빨리 오기를 기다린다는데, 어쩐지 군인의 위엄보다는 손주를 어여삐 보는 할아버지처럼 신이 나 보인다.

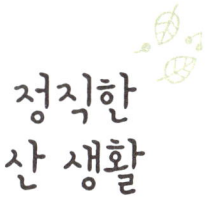

정직한
산 생활

예순이 넘어 다소 늦은 나이에 마련한 그만의 안식처. 자연인은 꼬박 두 달 동안 심혈을 기울여 집을 지었다. 부엌과 샘터를 포함해 집 안 어느 곳 하나 정성을 덜 한 곳

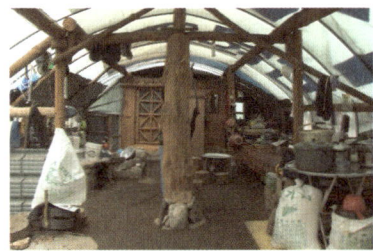 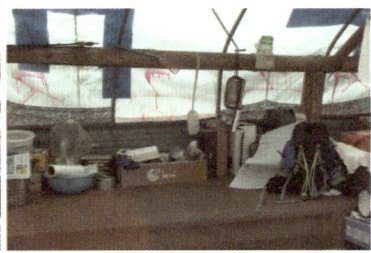

비닐하우스 안에 마련한 자연인의 집

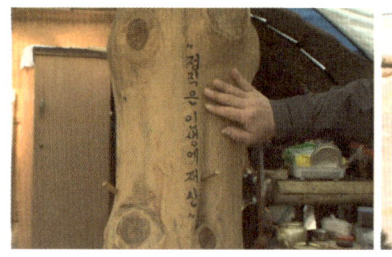 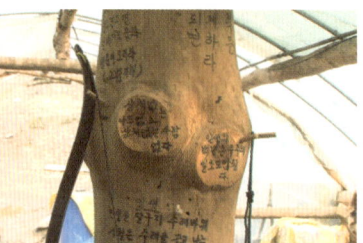

기둥에 적어놓은 글귀들

이 없다.

그런 그의 집 안 기둥이 눈에 들어온다. 라디오를 듣다가 좋은 말이 들리면 잊어버릴세라 적어놓는다는 그.

'상처 없는 나무 없고, 상처 없는 사람 없다.'

기둥에 적힌 글귀들이 그의 인생을 대신 말하고 있는 듯하여 가만히 들여다보게 된다.

"정직은 인생의 재산이에요. 사람이 정직해야 해. 거짓말은 결국에 다 드러나죠."

집 구경을 시키는 동안에도 툭툭 튀어나오는 그의 말에 진심이 느껴진다. 집을 짓는 동안 노동의 정직함을 몸소 실현한 그는 구들도, 샘도, 평상도, 작은 마당도 오로지 본인의 힘으로 만들었다.

"냉장고가 없으니까 이 샘물이 냉장고 역할을 해요. 음식을 바깥에 두는 것보다 물에 넣어 두면 5~6일은 더 먹을 수 있어요. 신기하죠?"

샘터뿐 아니라 주방, 평상 모두 깨끗하고 정갈하게 가

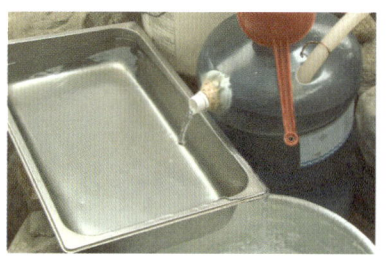

산꼭대기부터 내려오는 샘물

꿔져 있다. 그의 손이 안 미친 곳이 없어 보인다. 특히 방 안에는 흐트러짐 없이 걸린 군복과 각 잡아 접어놓은 이불이 눈에 띈다.

"이 군복이 한 대여섯 벌 되는데, 모두 색이랑 무늬가 달라요. 편하기도 편한데, 검은 옷 입고 다니면 사냥꾼들이 멧돼지인 줄 알고 총을 쏠 수 있어서 군복을 입는 것도 있어요."

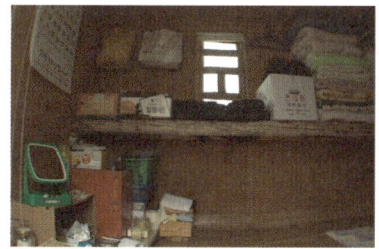 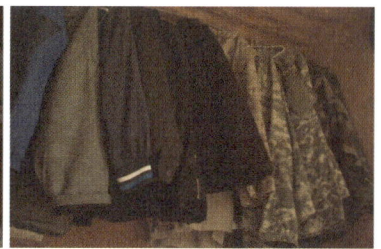

잘 정돈된 자연인의 방

머루밭 사나이가 산 사단장으로

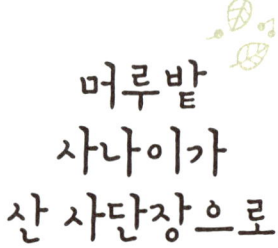

🌿 산 사단장으로 산중 생활을 시작하기 전 그는 어떻게 지냈을까?

그는 연천에서 머루 농장을 했었다고 한다.

"연천에서 키워서 파주 감악산으로 납품을 했었어요. 지금도 감악산 머루 유명하잖아요. 예전에는 수출도 했었는데, 그때 연천에서 머루 키우는 건 나밖에 없었어요."

하지만 새가 머루를 먹고 병에 걸리는 일을 막기 위해 약을 치지 말라는 지침이 내려온 뒤로 농사를 포기할 수밖에 없었다.

머루주 한 잔 기울이니 이런저런 이야기가 술술 나온다.

"어렸을 때부터 꽤 고생을 했어요. 아버님이 나 17살 때 돌아가셨는데, 그때 한창 사춘기 아니에요. 게다가 내가 맏이여서 할 수 없이 객지 생활하며 식구들 먹여 살렸지. 어린 나이에 할 수 있는 게 뭐가 있겠어요. 짜장면 배달도 하고, 연탄도 나르고….″

일이 힘들어도 돈을 더 준다는 곳으로 계속 옮겨 다녔다. 양조장에서 허기진 배를 술 한 잔으로 달래가며 자전거로 배달 일을 하기도 했다.

"지금도 있으려나? 서울 신설동에 된장 공장이 있어요. 여태 다니던 곳 중에 돈을 가장 많이 주는 거예요. 된장 통이 5m 이상이 넘거든요? 그걸 사다리를 타고 올라갔다 내려와서 가마에 담고 다시 올라갔다 내려오고… 열흘 일하고 코피 터져서 두 손 두 발 들고 나왔지요."

열흘 치 일한 값을 안 준다기에 가정사 드러내며 사정해야 하는 일도 있었다. 그렇게 키운 동생들은 덕분에 학교도 무사히 다닐 수 있었다.

"내가 사단장이잖아요. '내려와, 비상이다' 하면 '네, 알겠습니다!' 하고 득달같이 내려와요. 동생들이 다들 나한테 참 잘 해요. 연천 고향으로 내려와 같이 살자는데 난 싫어요."

그는 산 아래에서는 안 해도 될 일을 하면서 욕심 부려 사는 것이 불편하다고 한다.
"산에 있는 게 편해."

사단장의
하루

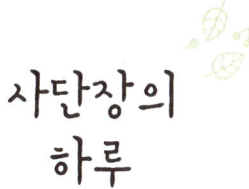

　🍃 그의 하루는 새벽 5시, 아궁이 앞에서 보초견들의 밥을 끓이는 것으로 시작된다. 그의 집에는 아궁이에 불을 때고 그 안을 환기시키기 위한 크고 작은 뒷문이 있고, 그 문에는 구멍이 만들어져 있다.

　"개들 왔다 갔다 하라고 구멍을 만든 거예요."

　산 생활을 함께하는 개들을 위한 작은 배려가 돋보인다.

　산 한 바퀴를 돌며 개들의 이름을 불러가며 밥을 챙겨주는데, 지게를 지고 산 하나를 넘나드는 강행군이지만 즐거움이 더욱 크다.

　"내 자식같이 길러요. 개라서 말을 못 해 그렇지, 사람 심정을

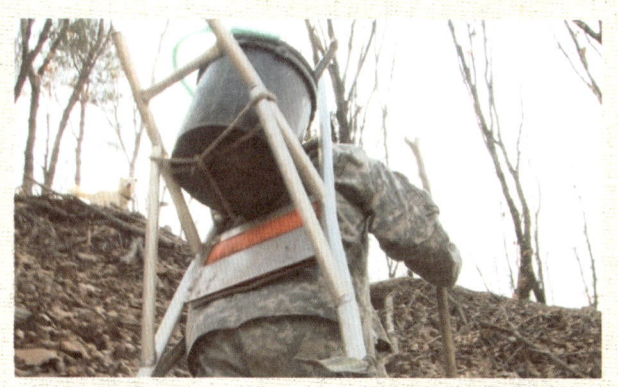

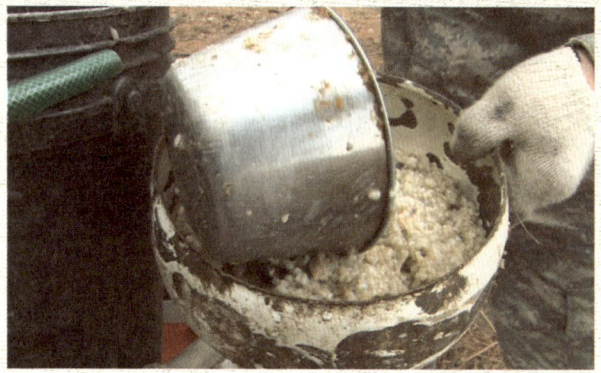

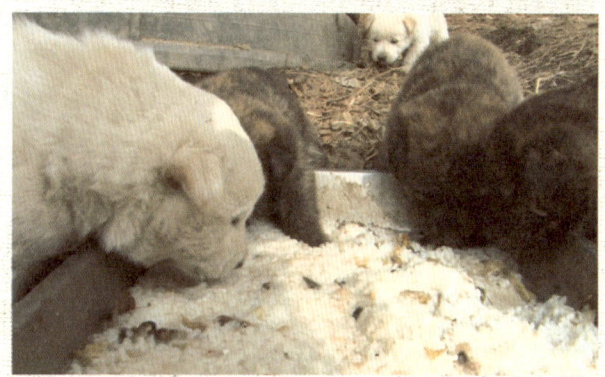

산 생활을 함께하는 개들을 위해 새벽부터 밥을 준비하고,
산을 한 바퀴 돌며 밥을 챙긴다.

잘 알아준다고."

이렇게 2시간에 걸친 아침밥 배급이 마무리되면 체력 단련의 시간을 갖는다.

아령-구보-태권도-활쏘기로 이어지는 그의 아침 운동은 70세 노인이 하기에는 꽤나 버거워 보이지만 '진짜 사나이'를 부르며 달려가는 모습이 20대의 청년처럼 활기차 보인다.

그가 빼놓지 않고 하는 운동은 아령과 활쏘기다. 아령은 장작을 팰 때 팔 아픈 것을 막기 위해 근육을 단련하기 위함이고, 활쏘기는 멧돼지 같은 산짐승이 나타나는 위협적인 순간을 대비하기 위함이다.

"명중!"

활시위만 당겼다 하면 명중인 그의 솜씨가 예사롭지 않다. 크게 호흡하고 활시위를 당겨 낮은 호흡으로 몸의 균형을 맞춘 뒤, 목표를 향해 시위를 바짝 당기고 이내 팔을 펴 살을 쏜다. 또 명중이다.

아침 운동을 마치면 식사를 한다. 고슬고슬한 콩밥에

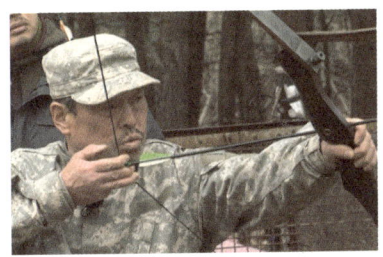

활을 쏘는 자연인

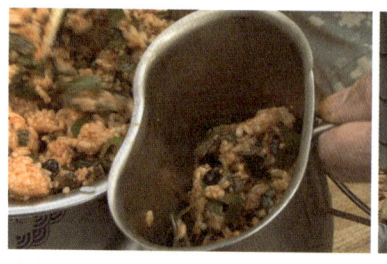 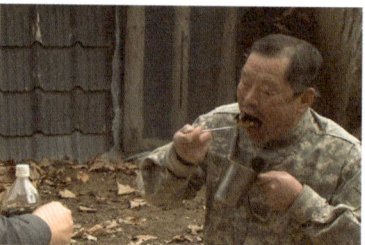

반합에 아침 식사를 한다.

갖은 재료를 넣어 고추장 한 숟가락 넣고 들기름 둘러 쓱쓱 비벼 먹으면 보약이 따로 없다. 아참, 그의 밥그릇은 역시 군복에 맞춘 반합이다.

상쾌한 아침 공기 한 숟가락에 따사로운 봄 햇살 한 꼬집도 같이 비벼 먹고 나면 겨우내 미뤄뒀던 일을 시작한다.

샘물에 넣어두기엔 많은 양의 음식은, 예를 들어 김치 같은 것은 이곳, 토굴에 보관하고 있다. 반찬을 넣어야 하는데, 조금 무너진 곳이 있어 보수를 해야 한다.

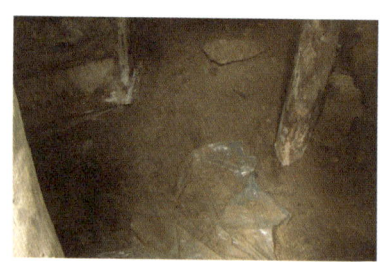

토굴 안

괭이로 흙을 긁어내고, 돌은 한쪽으로 치운다. 삽으로 흙을 퍼 담아 나르기를 수차

례. 음식을 보관할 냉장고인 만큼 꼼꼼하고 깔끔하게 마감한다.

토굴 보수가 끝나면 산 생활에 필수인 나무를 하러 간다. 이곳엔 그만의 나무터널이 있다.

총 길이 18m의 나무터널엔 앞으로 3년간 불을 땔 수 있는 양의 나무가 보관되어 있다. 하지만 여전히 나무를 해 놓는 것은 빼놓지 않는 일과 중에 하나다.

"사람이 예비로 저축을 할 줄 알아야지요. 언제 어떤 일이 일어날지 모르잖아요. 게다가 군인이 쉴 수 있나? 쉬면 바로 군기 빠지는 거예요."

이곳 산에서 쌓아두고 쟁여둘 것이 따로 무엇이 있겠는가. 마른 나무 베어다 도끼로 찍어 차곡차곡 쌓아둔 장작 정도면 충분하다. 돈도 명예도 아니라 밤마다 태워 집 한편 따뜻하게 할 장작이

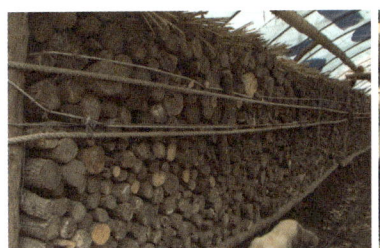 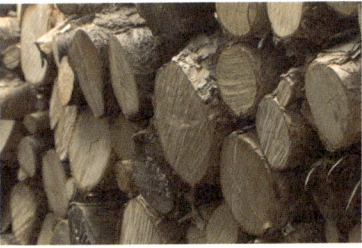

3년간 불을 땔 수 있는 양의 나무가 비축된 나무터널

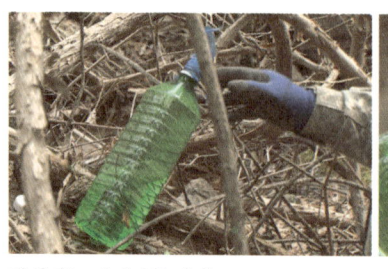 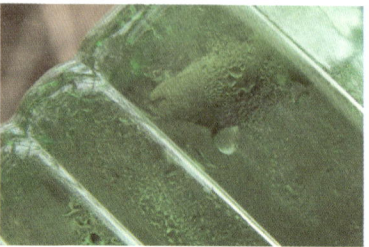

떨어지는 다래나무 수액

면 족하다.

바쁘게 흘러가는 산속의 일과. 아직도 둘러볼 곳이 많다. 집에서 좀 떨어진 곳에 있는 다래나무에 간다는 자연인. 그저께 나무에 달아둔 병을 찾으러 간다고 한다.

초봄부터 초여름까지 맛볼 수 있는 다래나무 수액은 평소 몸이 자주 붓는 그가 부종에 좋다는 말을 듣고 나무를 직접 심어 얻고 있다.

"나 마실 만큼만 딱 얻어가는 거예요. 더 많이 둬서 뭐해요~"

달 밝은 밤, 불현듯 밀려오는 그리움은 직접 담근 막걸리 한 잔에 털어 넘긴다. 한 잔 술에 가족 생각이 나지 않을 수 없다. 괜스레 산 아래 가족들을 걱정시킨 것은 아닌지, 마음이 쓰이긴 하지만 후회는 없다.

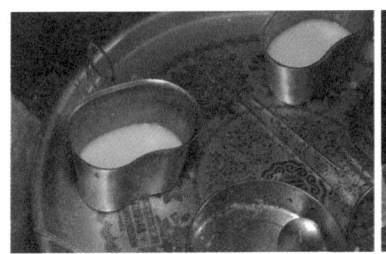 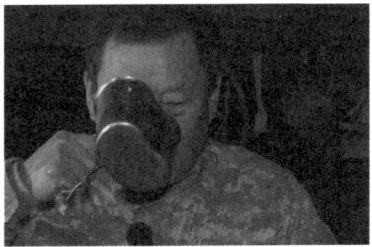

직접 담근 막걸리를 마시는 자연인

"내 진짜 인생이 산에서 시작된 것 같아요. 옛날에는 날마다 사는 걸 걱정했는데, 지금은 잘 사는 게 뭘까 생각하거든. 여기도 고생스러운 건 마찬가지지만 마음이 편해요. 행복해요."

행복을 찾은 진짜 사나이

🍃 군인의 임무는 나라를 지키는 것이 아니던가.

군인의 마음으로 산과 자신을 지키는 자연인.

삶은 여전히 계속되고 있고 책임져야 할 것과 지켜야 할 것도 많지만, 17살 때와 달리 자신의 의지로 그 일들을 감당하고 있으니 일흔의 진짜 사나이는 감사할 따름이다.

얄궂은 소년기를 보내는 동안에도 그는 도망가지 않았다. 큰 상처를 온몸으로 끌어안고 끝까지 잘 해냈다.

이제 그런 그를 자연이 품어 안은 것이다. 그가 그의 삶을 포기

하지 않았듯 자연도 끝까지 그를 책임져줄 것이다. 그러하기에 그의 산 생활은 앞으로도 쭉 행복할 예정이다.

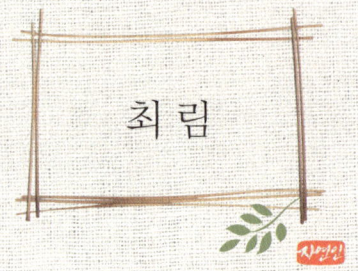

최 림

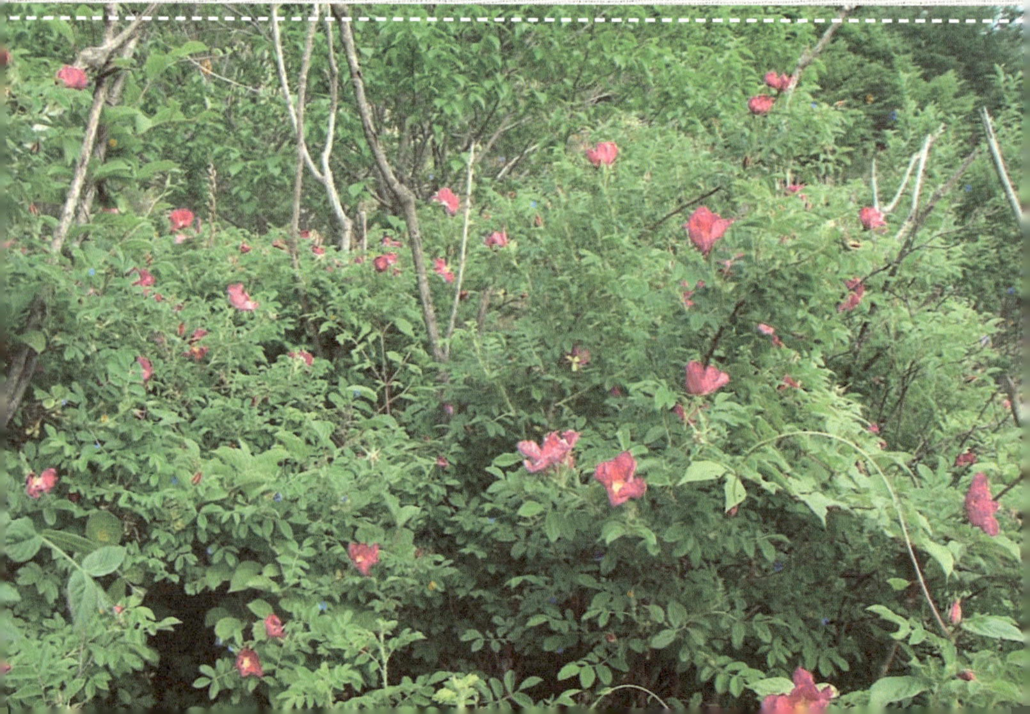

산은 내 운명

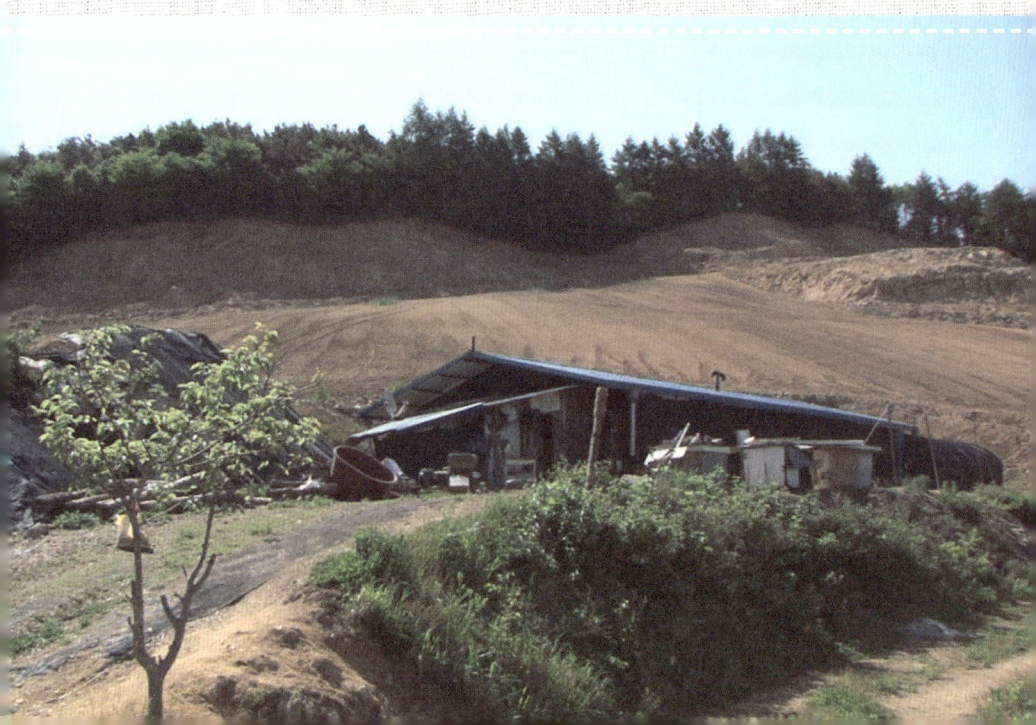

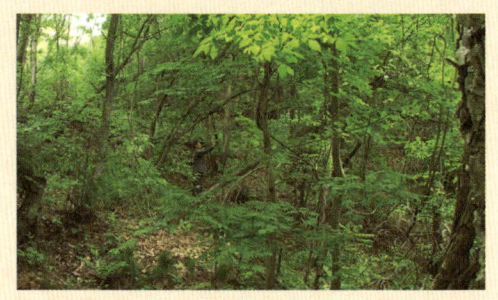

"내 이름은 '림'이에요.
외자 이름을 씁니다. '수풀 림'.
내가 숲으로 들어온 건 잘한 일이잖아요.
내 운명인지도 모르죠."

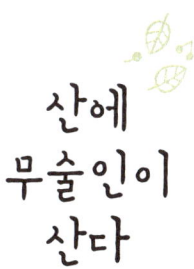

산에 무술인이 산다

청량한 기운을 머금고 산에 오르기를 30여 분, 아침 체조를 하고 있는 최림 씨의 모습이 보인다. 집중한 모습이 여간 진지할 수가 없다.

"아스마~"

'아스마'를 외치며 알은체를 하는 그. 알고 보니 아랍어로 '누구세요'라는 뜻이란다. 과거에 아랍 리비아에서 잠시 생활을 했다는데, 아무래도 심상치 않다. 그런 그가 아침마다 몸을 단련하기 위해 하고 있는 체조는 다름 아닌 '금강권'.

"이건 실전 무술이에요. 급소를 공격해 아프게는 하지만 다치진

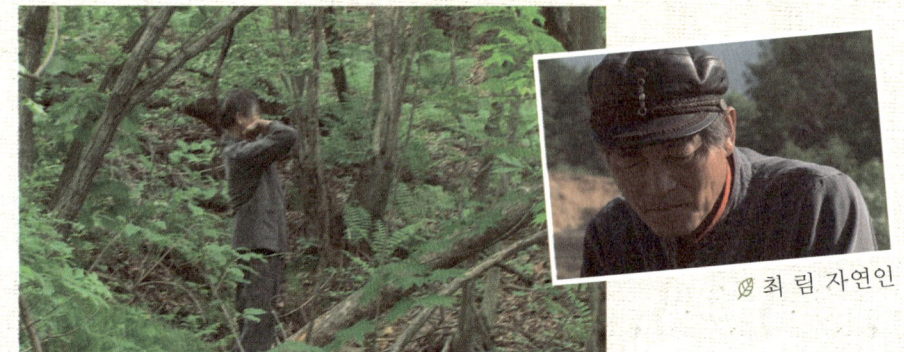

🍃 최 림 자연인

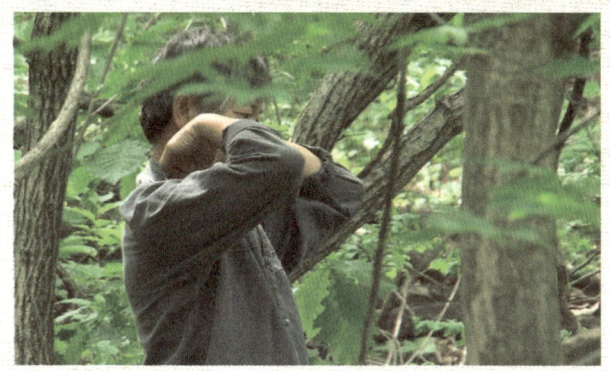

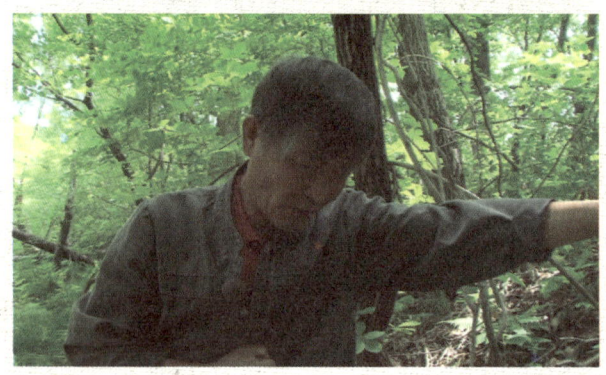

자연인은 몸을 강하게 단련하고 정신을 다잡기 위해
금강권을 연마하고 있다.

않게 하는 거죠. 제 나이가 지금 60인데, 배도 안 나오고 호리호리하잖아요. 이게 다 이 금강권을 7년 동안 연마했기 때문입니다."

뒤엉킨 실타래처럼 복잡한 머릿속을 정리하고, 나약해진 자신을 강하게 만들기 위해 무술을 배웠다. 하지만 멧돼지를 만났을 때는 무조건 나무 위로 도망가야 한다는, 조금은 엉뚱하고 해맑은 소리를 하는 그. 그의 산중 생활이 더욱 궁금해진다.

2개의 컨테이너, 두 번째 인생

🌿 해발 850m. 사람들의 발길이 쉬이 닿지 않는 깊고 깊은 산중에 컨테이너 2개가 놓여 있다. 산전수전 모두 겪고 10년간 막일을 해 모은 돈으로 땅을 구입했다.

최림 씨는 과거 30년 경력의 주방장이었다. 아랍 리비아에선 3천 명이나 되는 한국인 근로자들을 위해 쉼 없이 음식을 만들기도 했었다.

"나는 삼류 주방장이었어요. 인생도 삼류였지. 집이 가난해서 리비아를 가게 된 거야. 1년쯤 되니까 편지가 하나 왔어요. 지나가던 냉동차가 나한테 편지를 하나 주고 가더라고. 받으려고 하는데 바람이 불어 편지가 날아간 거예요. 그 편지 잡으려고 1km를 그냥 뛰어갔지. 잡으려면 바람에 날아가고, 잡으려면 또 날아가고… 하도 굴러 다 찢어진 편지를 겨우 풀로 붙여 읽었네."

한국에서 온 편지였다. 아내가 아들을 낳았다는 얘기가 담겨 있었다.

오로지 가족들만을 생각하며 악착같이 일을 했지만, 그의 빈자리가 컸던 것일까. 5년 뒤 한국으로 돌아왔을 때, 아내는 떠나버렸고 아이들은 할머니 손에서 자라나고 있었다.

충격은 상당했다. 걸어 다닐 때 땅이 안 보일 정도였으니까. 그래도 아이들 얼굴, 까만 눈만큼은 너무나 선명하게 보였다. 아이들을 위해서라도 일어서야만 했다. 횟집을 차렸으나 IMF를 겪고 또다시 나락으로 떨어졌다.

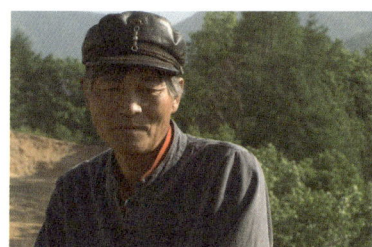 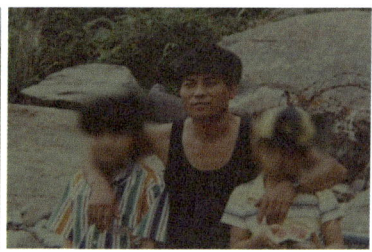

현재의 자연인(좌)과 과거에 가족과 함께한 모습(우)

"도저히 올라올 수 없는 구덩이로 빠져버린 기분 알아요? 불현듯 살고 싶지가 않더라고. 물가에 가면 뛰어들고 싶고, 높은 데 가면 떨어지고 싶고… 이대로 있다가는 큰일 나겠더라고, 그래서 산으로 들어왔지요."

가정을 지키지 못했다는 죄책감, 배신과 실패라는 벼랑 끝에 선 그를 살게끔 손 내밀어준 곳이 자연이었다.

"내 딴에는 마음 다스리겠다고 눈 속에 들어가 있다가 살짝 잠이 들었나 봐요. 눈을 떴는데 몸이 굉장히 따뜻한 거야. 그때 깨달은 게, 행과 불행… 모든 것이 자기 마음먹기에 달렸구나…. 이젠 죽고 싶다는 생각 안 해요. 꽤 살 만한 세상이라고 생각해요."

산에 사는 일류 주방장

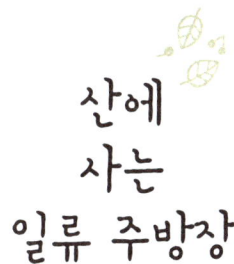

🌱 아무도 그에게 삼류라고 말하지 않았지만 스스로에게 삼류라 낙인찍어 살던 지난날, 그는 얼마나 고통스러웠을까. 하지만 이제는 자신을 위한 한 끼 식사를 만드는 것만으로도 스스로를 일류라 생각할 수 있게 되었다.

소박하지만 모자람 없는 그의 집에는 정갈한 그의 성격을 엿볼 수 있는 부엌이 있다. 이 부엌에 숨겨진 비밀 공간이 있는데, 마치 마법의 문처럼 옷장 문을 열고 들어가면 비밀의 식품 창고가 나온다.

창고에서 잡곡을 꺼내온 그는 불을 때고 솥을 올려 쌀과 시커먼

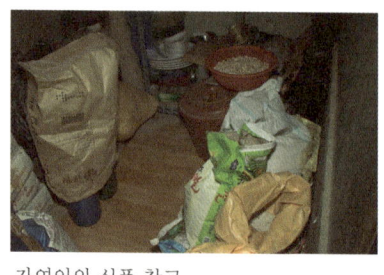
자연인의 식품 창고

능이버섯을 함께 넣는다. 30년 경력의 주방장답게 빠른 손으로 음식을 만드는 자연인. 입맛 돋우는 오이무침을 만들 땐 실고추에 들깨까지 뿌려 제대로 차려 먹는다. 맷돌에 깨를 갈아 만든 깨탕, 당귀를 넣은 짜장면, 리비아에서 일했을 때 즐겨 먹었다던 마카로니 넣은 닭볶음탕 등 못 하는 요리가 없는 그가 이내 노래 한 자락을 부른다.

"거룩한 천사의 음성 내 귀를 두드리네~
아름답게 속삭이던 앞날의 그 언약을~
어두운 밤 지나가고 폭풍우 개이면
눈부시게 비추네."

즐겁다. 한 끼 밥을 차려 먹는 일이 이토록 즐거운 일일 줄이야. 예전에는 미처 알지 못했던 기쁨이다. 그래서 늘 그의 부엌에는 노래가 흐른다.

"주방 일이 원래 피곤한 직업이잖아요. 그럴 때 혼자서 남의 눈

의식하지 않고 노래를 부르는 거지요. '어두운 밤 지나가고~' 이 대목 느낌이 긴 터널을 지나온 것 같잖아요. 나처럼."

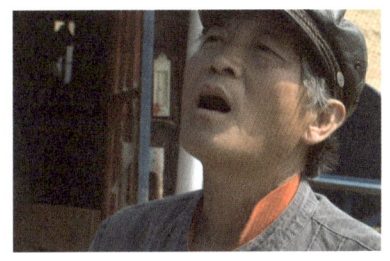

노래하는 자연인

힘든 걸 이겨내려 희망을 속삭였던 지난날, 그는 이곳에 온 후 비로소 웃으며 노래를 부를 수 있게 되었다. 밥 한 숟가락을 뜨더라도 대충이란 없다. 이젠 누군가가 아닌 온전히 나만을 위한 밥상을 차리기에 오히려 더욱 정성을 기울인다.

그가 직접 만든 토굴에서 꺼내온 김치와 각종 장아찌가 반찬으로 올라온다. 김치 반 톤 정도를 저장할 수 있는 꽤 큰 규모의 토굴. 냉장고에 보관하는 것보다 김치 토굴에 넣어둔 게 세 배는 맛있단다. 이 토굴에는 각종 장아찌와 약초로 만든 먹을거리도 저장되어 있다.

산속 생활
이모저모

🌿 물고기를 잡으러 계곡으로 향하는 자연인. 그는 자신만의 물고기 잡는 방법이 있다며 망치로 돌을 사정없이 내리친다. 이렇게 하면 물고기들이 놀라 부레가 터지면서 물에 떠오른다고 한다.

"사람으로 말하면 고막이지만 물고기는 부레라고 하죠. 이 부레가 터지거나 이상을 일으켜서 물고기가 물에 뜹니다. 아주 재미있는 고기잡이죠."

이렇게 잡아 건진 물고기는 민물고기조림이 된다.

늦은 오후엔 산에 오른다. 망태기를 메고 나오는 자연인. 버섯을 따서 담을 때 버섯이 부서지지 않게 하기 위해 스티로폼으로 만들었단다. 그리고 등에 땀이 차지 않도록 천도 덧댔다. 도구 하나도 세심하게 생각해서 만든 것을 보니 여간 꼼꼼한 게 아니다.

그가 산에 올라서 가장 먼저 하는 일이 있다. 그건 바로 넝쿨을 쳐내는 일.

"한 나무에 넝쿨이 5~6개 정도 올라가 있는 게 있어요. 그럼 그해에 그 나무는 죽어. 수십 년 된 나무가 넝쿨 몇 개 때문에 죽다니 말도 안 되 잖아요? 나무들이 내 발을 잡는다고. '아저씨 저 좀 살려주세요' 하면서…."

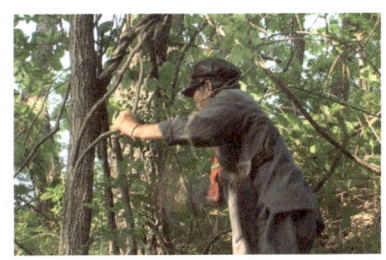

넝쿨 치는 자연인

어쩐지 나무들이 말을 걸어오는 것 같아 할 일을 미룬 채 한나절을 넝쿨만 친 적도 있다.

그렇게 넝쿨을 쳐낸 후엔 6년 전 심어둔 장뇌삼 밭을 돌본다. 당귀와 황기 밭까지 돌보고, 각종 약초를 캔다. 하지만 산에는 약초 말고도 그의 발길을 붙잡는 게 많다.

"꽃이 많이 폈네. 해당화에요. 노래 가사에도 나오는 해당화."

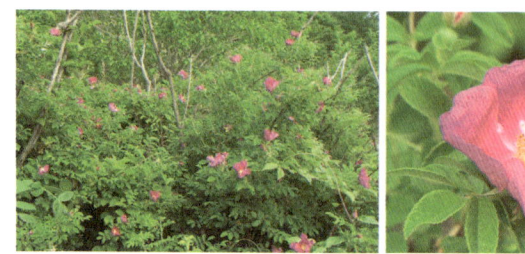 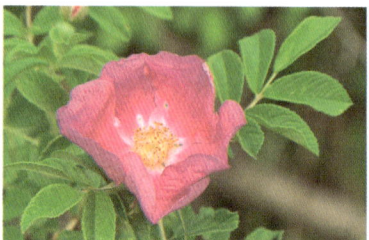

해당화

해당화는 따다가 그날 저녁 밥상에 전으로 올라온다. 봄 향기 머금은 자연인의 상차림. 지겹도록 한 일이었지만, 사는 게 퍽퍽할 땐 몰랐던 기쁨을 자연을 통해서 회복한다.

산에서
유유자적

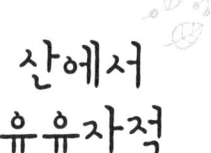

🍃 그의 산 생활을 좀 더 풍요롭게 하는 몇 가지 일이 있다.

"이건 고구려 때 화살을 재현한 거예요. 줄을 당겨 쏘는데, 이 줄에 눌리는 손가락의 혈이 신장을 자극해서 건강에도 아주 좋아요. 저기에 있는 네모난 과녁을 맞히는 거예요."

명중이다. 다섯 발 모두 명중이다.

그가 명중시키는 것은 또 있다. 직접 싸리나무로 만든 도리깨를 휘둘러 나무 기둥을 정확히 때리는 것인데, 그의 아침 운동 중 하나이기도 하다.

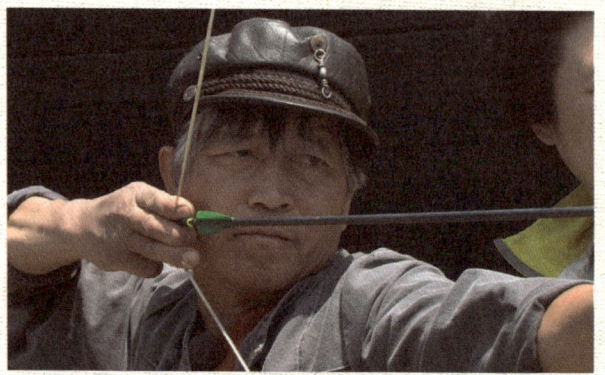
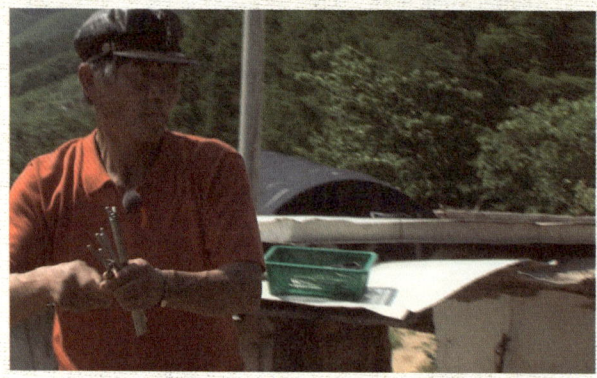
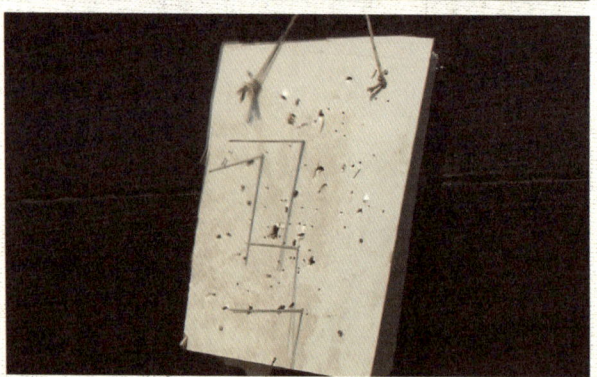

활쏘기와 젓가락 던지기로 산중 생활의 적적함을 달래고 수련도 하고 있다.

또 한 가지는 젓가락을 던져 나무 판에 꽂는 것이다.

젓가락을 나무 판에 마구 꽂는 자연인. 숟가락까지 꽂는데, 묘기가 따로 없다.

"30년 해봐요. 별거 아니에요. 이런 게 수련이지. 몸 풀었으니 일하러 가야겠다."

새로이 시작된 아침은 그가 가장 좋아하는 일로 활짝 연다.

"내가 어렵게 레코드판을 구했는데, 전기 들어오고 제일 좋았던 게 좋아하는 음악을 들을 수 있는 거였어요. 여기에선 음악을 크게 들어도 아무도 뭐라는 사람 없거든. 나밖에 들을 사람이 없어요. 그럼 음악 틀어놓고 혼자 나비춤을 춘다고."

들뜬 얼굴로 음반을 꺼내 보이는 자연인. 그의 손에 들린 레코드판 속 故신해철의 얼굴이 새삼 앳되다.

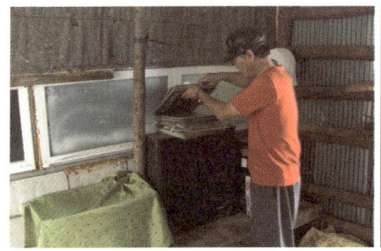 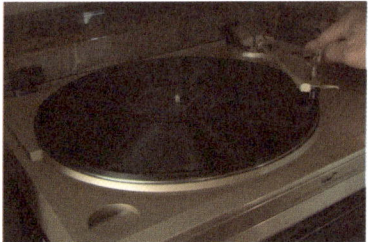

좋아하는 음악으로 아침을 시작하는 자연인

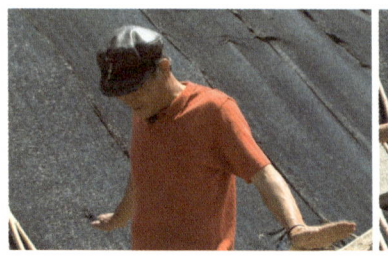 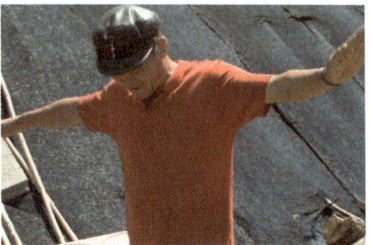

나비춤을 선보이는 자연인

음악이 흘러나오자 자연인은 본인이 개발했다는 나비춤을 선보인다. 손을 위아래로 두 번 흔든 다음에 나비처럼 날아가면 된다는데, 밭에서 일하다가 나비가 자유로이 날아가는 모습을 보고 생각해냈다고 한다.

"나는 나비춤을 출 때가 제일 행복해요. 피로가 풀리는 것 같고, 머리 아픈 것도 잊어버려요."

춤이 어떠한들, 그게 중요한 게 아니다. 그저 아무 생각 없이 음악에 몸을 맡긴 채, 자유로운 나비처럼 날아갈 것 같은 이 시간이 좋은 거다.

그동안 조금 적적할 때는 하모니카를 켜기도 했다. 높은 산에 외로이 있을 때, '나는 여기서 정말 행복한데 어쩌면 나만 행복한 건 아닐까, 내 가족들은 그렇지 못할 거다'라는 생각이 늘 그를 따라다닌다. 아무리 풀려 해도 풀어지지 않는 가슴속 응어리를 하모니카를 불며 달랬다.

내 이름은 최림

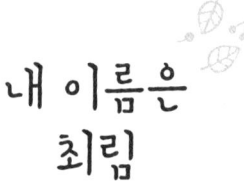

    🌿 각자 삶의 방식이 다르듯 그 역시 자신만의 방법으로 마음을 다스리고 있다. 더는 도망치지도 피해가지도 않고 솔직하게 반응하며 행복을 찾으려는 것이다.

    그는 그가 가진 도구를 허투루 쓰지 않는다. 낫을 달궈 물에 담그고 또 달구고 담그기를 반복해 부러지지 않게 한다. 아픔을 딛고 더 단단해지기 위해 마치 그의 인생도 그러했던 것 같다.

    "내 이름은 '림'이에요. 외자 이름을 씁니다. '수풀 림', 내가 숲으로 들어온 건 잘한 일이잖아요. 내 운명인지도 모르죠."

    춤을 추고, 몸을 단련하고, 정성을 다해 상을 차리고, 맛보고,

터를 다지고, 세간을 정리하는 일… 숲에서 그가 하는 모든 일은 미래가 없던 그에게 내일을 만들어주는 것이다. 최림, 이름 그대로 숲에서 자신을 똑바로 마주 본 그의 삶을 응원하는 이유가 여기 있다.

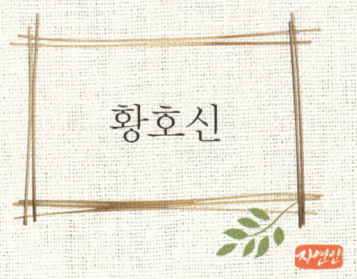

황호신

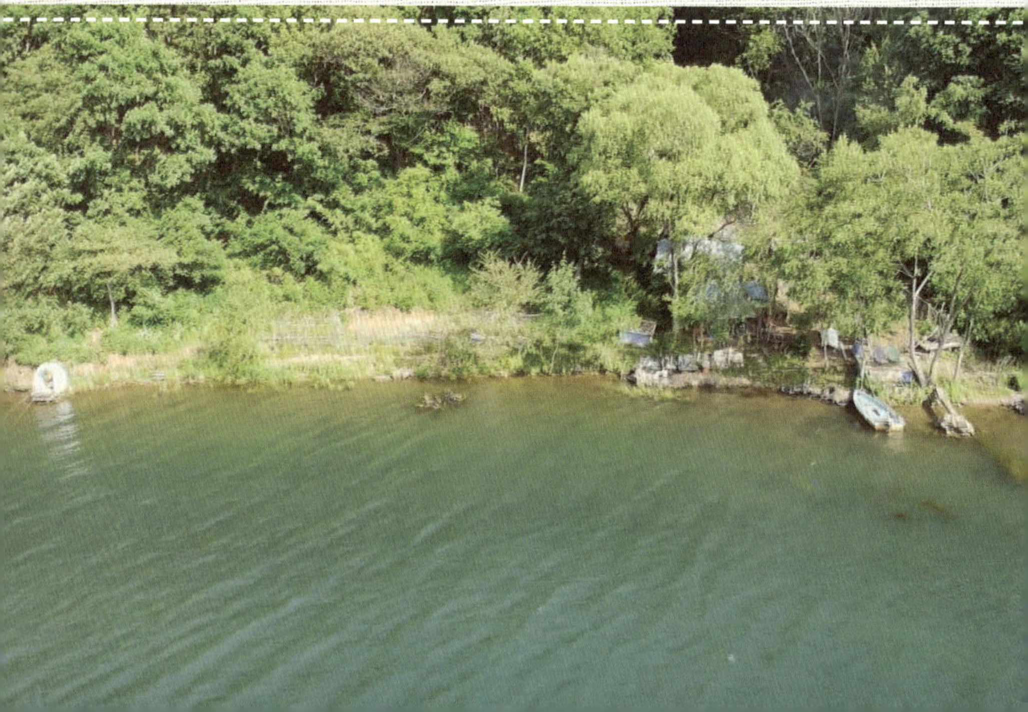

호숫가의 멋쟁이 신사

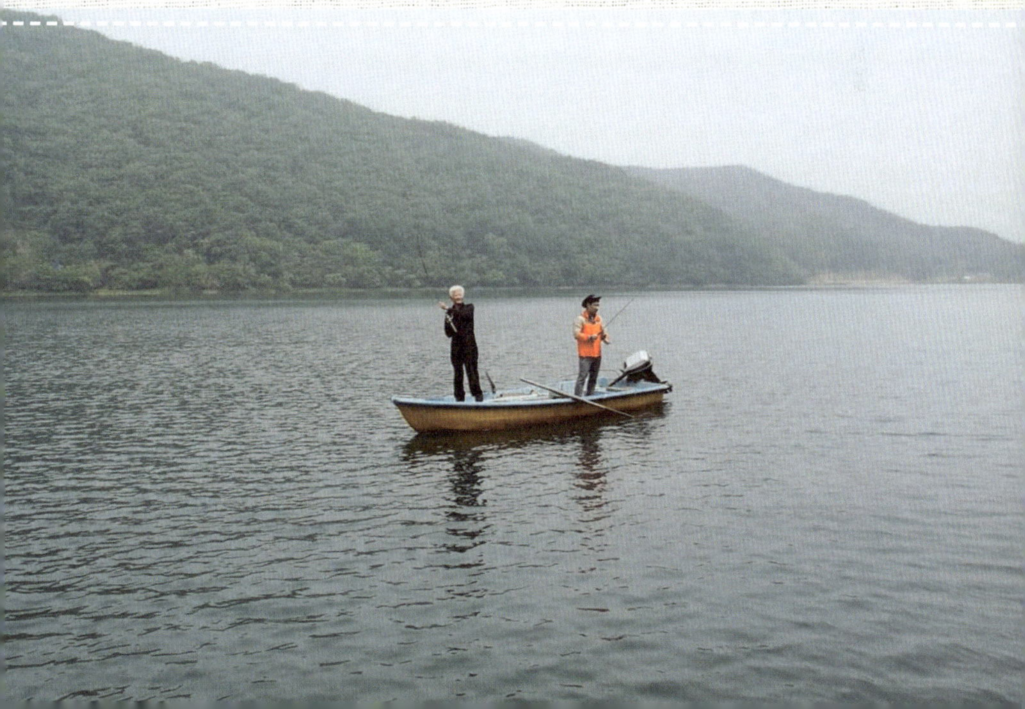

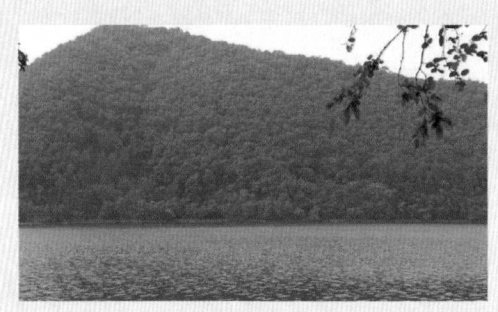

"산은 이렇게 생겼어도 아버지같이 말도 없이 듬직하지요.
'너 왔냐. 많이 돌아다니면서 맛있는 거 먹고 건강해라'.
물은 '나는 흘러간다' 하며 어머니같이 천천히 씻겨주고…."

호숫가의 집

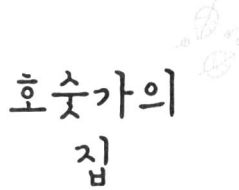

🌿 나무 사이로 스치는 바람이 유난히 더 반가운 산중의 여름. 하지만 더위도 잊고 그 누구보다 시원하게 여름을 맞이하고 있다는 자연인을 찾아나섰다.

육로가 있긴 하나 산을 통째로 넘어야 하기 때문에 3박 4일이 걸려서야 갈 수 있다는 자연인의 집은 배를 타고도 갈 수 있었다. 인근 마을 주민의 배를 빌려 타고 물길 따라 20여 분. 지형적인 특징 탓에 배가 아니면 갈 수 없는 산중의 섬, 그곳에 이르러서야 배가 멈춰 섰다. 그야말로 산 넘고 물을 건너서 아주 특별한 자연인을 만날 수 있었다.

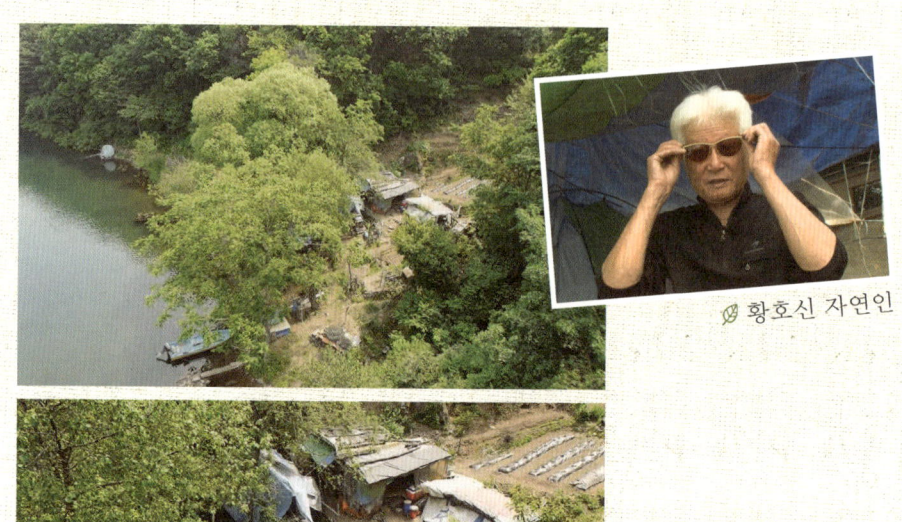

🌿 황호신 자연인

산과 물이 마주하는 산중의 섬에 자연인이 살고 있다.

울창한 산과 잔잔한 물이 마주하는 이곳에 살고 있는 자연인은 유난히 백발이 잘 어울리는 신사, 황호신 씨다. 20년 가까이 산중의 섬을 지키고 있는 그는 과연 어떤 사람일까.

호숫가의 백발 신사

자연인을 만나기 위해 조심스럽게 발을 내딛자 그는 일단 자리부터 준비해준다. 산 넘고 물 건너 오느라 쌓인 고단함을 아는지 술을 한 잔 내주고 척척 손님맞이를 하는 그는, 잘 마른 장작으로 불을 피우더니 어느새 거울 앞에 서 있다.

머리를 곱게 빗으며 단장을 마친 듯한 자연인은 선글라스까지 골라 쓰느라 거울 앞을 떠나질 않는다. 백발에 선글라스가 잘 어울리는 그는 한때 의류사업을 했다고 한다. 화려한 도시의 삶에 자연스럽게 젖어 있었다던 그.

"화려하다고 모두 좋은 건 아니지만, 그래도 꽤나 만족스럽고 누가 봐도 괜찮은 삶 같았어요. 그런데 건강을 잃으니 모든 것이 부질없어지더군요. 이 호숫가에 터 잡은 지 20년인데, 조금 투박하고 거칠어도 지금이 그때보다 좋아요."

의류사업을 했다는 말 때문일까. 그의 곱게 빗은 머리와 선글라스, 단정한 옷차림이 예사롭지 않다. 산중 생활을 하면서도 각별히 신경 쓰는 모양이다.

"아무리 산중에 홀로 지내도 모양 가꾸는 건 철저해요. 외모로 사람을 판단하는 건 곤란하지만, 옷차림이 그 사람의 행동을 만들어가는 건 있다고 생각하거든요."

깔끔한 그의 외모를 집이 닮은 것 같다. 비닐과 폐목재 등으로 야외에 지어진 부엌은 걸핏하면 흙투성이가 될 법도 한데, 먼지 하나 없이 깨끗하다. 그의 집은 그가 정갈하게 꾸민 것처럼 기능마다 따로따로 지어져 있다. 자는 방 따로, 부엌 따로, 식탁 따로… 그런데 이렇게 지은 이유가 다 있다고 한다.

"물 좋고 공기 좋은데 가만히만 있어도 절로 건강이 좋아지겠지만, 자는 방이랑 부엌, 식탁을 조금씩 따로 지어두면 오며 가며 운동량이 더 많아질 거 아니에요? 바람도 쉬이 드나들고. 그래서 이

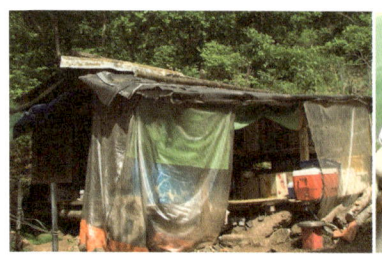 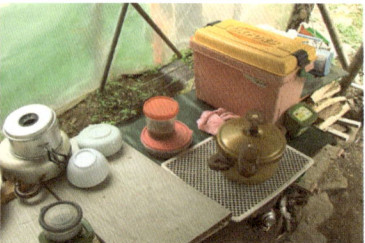

기능 따라 따로 지어진 부엌(좌)과 그 안의 정갈한 모습(우)

렇게 구조를 잡았지요."

 낚시를 좋아했던 그는 오며 가며 살 만한 곳을 봐뒀던 차였다. 건강이 나빠지자 도시를 떠나기로 결심했고 폐자재를 이용해 집을 짓기 시작했다. 가끔씩 물길 따라 떠내려 오는 것들을 이용해 덧대기도 했다.

 "지금도 물가에 뭐 떠내려 오나 유심히 살펴봐요. 물을 건너가지 않는 이상 자재를 구할 수 있는 유일한 방법이에요."

 집 얘기를 한참 하다가도 피리 소리를 한 자락 뽑낸다. 잔잔한 호숫가를 일렁이게 하는 소리가 보통 솜씨가 아니다.

 "저녁에 잠 좀 자려고 하면 고라니, 너구리 이런 놈들이 우는 소리가 들려요. 그럴 때 혼자 가만히 있으면, 무서운 게 아니라 '아, 저 놈들도 비는 오고 갈 데가 없으니 저리 우나 보다. 나도 저것들이랑 똑같네' 그런 생각이 들더라고요. 어떤 때는 눈물도 나고… 그럴 때 피리도 불고 하모니카도 불고 그랬지요."

한정된 공간이지만 그에게 최적화되어 있는 이 멋진 호숫가의 집에는 어떤 이야기가 담겨져 있는지 궁금하다.

그의 방 안에는 없는 게 없다. 하지만 그중 가장 눈에 띄는 것은 낮게 지은 천장이다. 딱 한 사람 들어가 잘 공간의 낮은 천장. 두 다리를 쭉 뻗어 천장을 향하니 딱 들어맞는다.

"이렇게 하고 다리 운동이랑 허리 운동 하고, 지압도 하고 그래요. 운동하기 위해서 높이를 딱 맞춰 지었지. 누가 보면 우스울지 몰라도 내 건강 지키려고 이렇게 한 거예요."

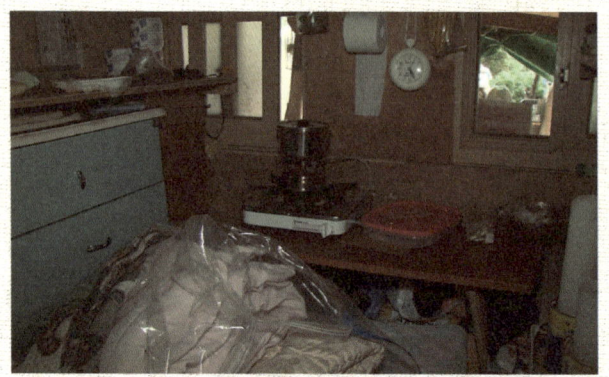

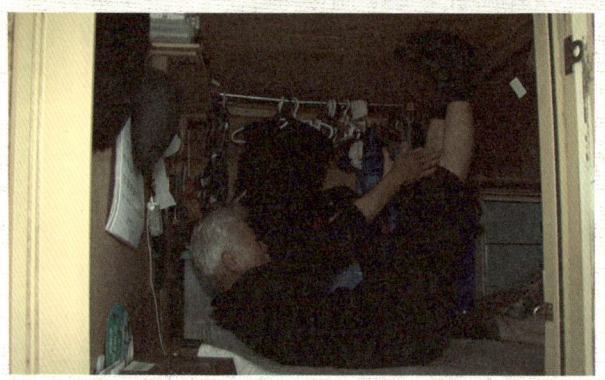

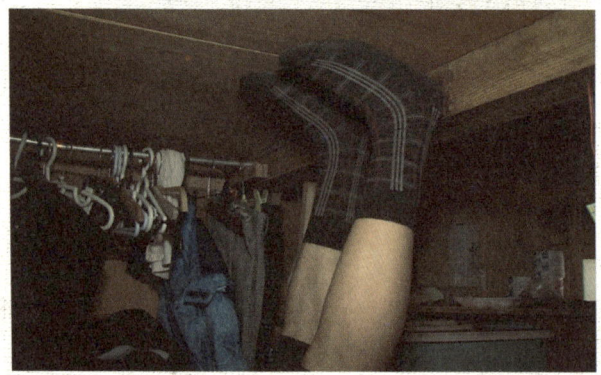

한정된 공간만 마련된 자연인의 방.
낮게 지은 천장은 자연인이 딱 발을 뻗을 만큼의 높이다.

신사와의 숲속 산책

🌿 때 타지 않은 자연 안에서는 아직도 배울 것이 많다는 자연인. 깊은 숲에 서식하는 것들부터 물가에 자라는 연안식물까지 그의 집 주변에는 다양한 생물이 공존한다. 자칫 위험한 상황이 생기기도 하지만 오랜 세월 숲속을 누빈 자연인답게 그는 머릿속 지도를 따라 더 깊고 더 험한 곳으로 향한다.

계속되는 산행이 지칠 만도 하지만, 그는 매일같이 이 일을 거르지 않는다.

숲으로 숲으로 걷다 보니 멧돼지가 흠집 내놓은 나무도 보이고, 깊숙이 파놓은 너구리의 집도 보인다.

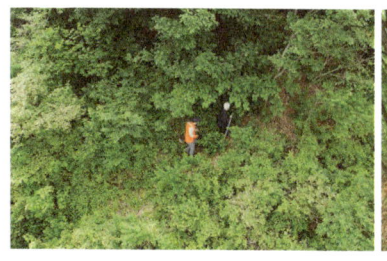 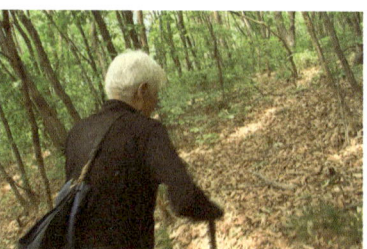

깊은 산 속을 산책하는 자연인

"이 너구리가 진짜 고약해요. 안 먹는 게 없어, 다 잡아먹어. 똥도 한쪽에다가 수북하게 쌓아놓는다고."

주변을 휘 둘러보며 설렁설렁 다니다 무엇인가 발견한 듯 갑자기 괭이를 꺼내 들더니 그 자리에서 고삼을 캐고, 창출을 캔다. 아니, 창출은 캤다가 다시 묻어둔다.

"자연도 아껴야 해요. 멋모르고 찾았다고 다 캐나가니까, 도시 사람들이. 심지어 취나물 뿌리도 다 캐가고 말이야. 그럼 못써요. 필요한 만큼만 캐야지, 뿌리는 놓고 가고."

고약한 멧돼지와 너구리도 있지만, 자연인은 무분별하게 약초를 채취해 자연을 고갈시키고 아프게 하는 사람들의 행동이 더 안타까운 듯하다.

자연인이 살고 있는 이곳은 산과 물이 마주한 곳이기에 자연을 두 배로 만끽할 수 있다는 장점이 있지만, 사실 고립되는 순간도 대비해야 한다. 이는 그가 자연과 이곳을 꾸준히 공부하며 살아가야 하는 이유이기도 하다.

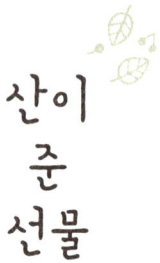

산이 준 선물

🌿 산책을 마치고 돌아온 자연인의 집. 인접한 호숫가에는 작은 물터가 있다. 산에서 흐르는 물이 그대로 흘러드는 이곳. 이른 무더위의 갈증은 이 물 한 모금이면 충분히

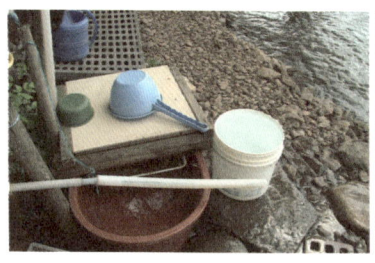 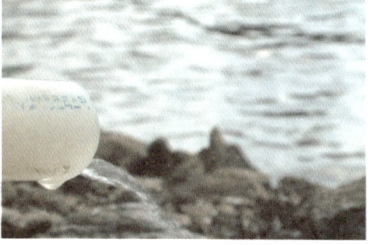

호숫가의 물터가 무더위의 갈증을 식혀준다.

해소된다.

"바위 속에 스며들어서 옛날의 시골 샘물같이 솟아나요. 가을에는 따뜻하고 여름에는 아주 차가워요."

작은 물터에서 집 쪽으로 좀 더 가면 산에서 흐르는 물을 모아둔 샘터가 있다. 봄, 여름, 가을, 겨울… 사계절 내내 마르지 않는 물이기에 그에게는 너무나 소중한 생활터전이다.

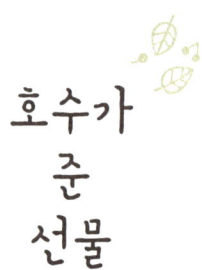

호수가 준 선물

🌿 그는 땔감을 물가에서 건진다. 산에서 땔감을 구하는 게 훨씬 수월하지만, 장시간 말려야 하는 번거로움을 무릅쓰고도 굳이 물가에서 건져 쓴다.

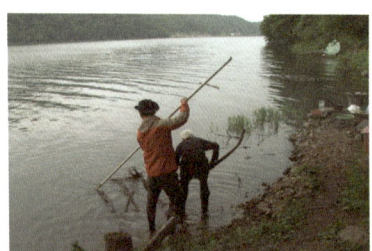 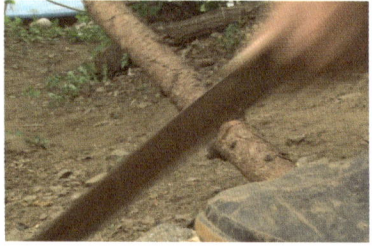

물가에서 건진 땔감을 톱질하는 모습

"잔가지는 금방 말라서 바로 때고, 큰 거는 좀 말려서 때요."

그가 이렇게 하는 이유는 깔끔한 성격 탓이다.

"물가에 둥둥 떠다니는 거 건질 수 있으면 건져놓는 게 보기도 좋잖아요. 말리는 거, 뭐 그리 어려워? 좀만 기다리면 나도 따뜻해지고 강도 훤해지고."

그에게 호수가 준 선물은 땔감만이 아니었다.

"배스 잡아서 고등어 간한 것처럼 손질해둔 거예요. 이거 숯불에 구워 먹으면 참 좋지. 와삭와삭 뼈까지 씹어 먹으면 아주 일품이라고. 손으로 잡고 먹어야 더 맛있어요."

홀로 산 생활을 하다 보니 본인의 입맛에 맞게 물고기를 요리할 수 있게 되었다는 자연인. 그 맛은 아내가 해주었던 요리를 떠올려가며 그대로 해본 것이라고 한다.

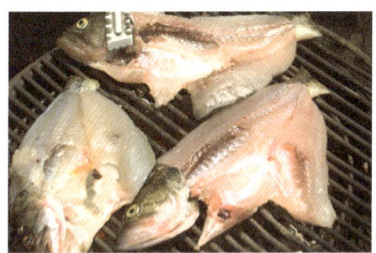 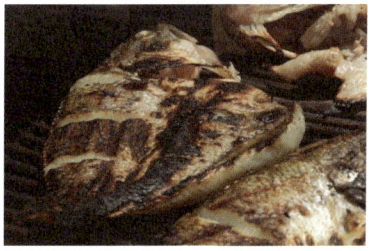

손질해둔 배스를 굽는 모습

서울에서 자식들과 함께 사는 아내. 자연스럽게 아내 이야기가 나오자 겸연쩍어지는 그의 모습이, 그간 요란하지 않아도 호방했던 모습과는 사뭇 다르다. 가족들의 만류에도 그는 단호할 수밖에 없었다.

"'사람이 돈 있으면 뭐하느냐, 이왕 세상에 태어난 거 건강도 지키고 살아보자' 해서 혼자 나와 살게 되었어요. 전에는 서울서 의류 공장을 했는데, 지하실에서 주로 일했지요. 섬유를 칼로 자르고 다리미질하는 곳이라 습기도 많고 먼지도 많고… 복막염 비슷한 게 생기더라고요. 갈비뼈 아래를 찢고 물을 빼내더라고. 119에 실려 가기도 했지요."

후회가 없진 않았다. 한때는 좋았지만 한때는 후회했다.

"웃음이 있으면 눈물도 있는 거고, 눈물이 있으면 웃음도 있는 거잖아요."

하지만 홀로 이곳에 머무는 동안 산을 아버지처럼 느끼고, 강을 어머니처럼 생각하며 회복의 시간을 보낸 지가 어느덧 18년이 되었다.

"산은 이렇게 생겼어도 아버지같이 말도 없이 듬직하지요. '너 왔냐. 많이 돌아다니면서 맛있는 거 먹고 건강해라'. 물은 '나는 흘러간다' 하며 어머니같이 천천히 씻겨주고…."

그런 마음이었기에 살 수 있었다.

이른 밤,
그를
달래주는 것

전기가 들어오지 않는 곳이니 야외에서의 모든 일과는 해가 지기 전에 마쳐야 하는 것이 이곳의 규칙이다. 8시가 채 되지 않은 시각. 날이 밝아도 우선은 집에 몸을 들여야 한다.

이른 시각에 잠자리에 드는 건 그간 꾸준히 해온 일이지만, 쉽게 잠들지 못하는 날이 있기 마련이다. 그때마다 그를 달래주었던 건 약초에 관한 책들이다.

"다 재밌지, 뭐. 학교 처음 다닐 때 '가, 갸, 거, 겨…' 하고 구구단 외웠듯이 보는 거예요. 그래야 재밌어. 다른 욕심 있으면 책 보

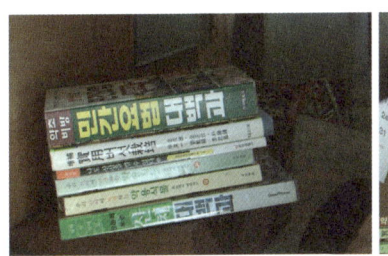 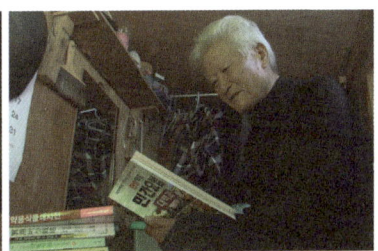

잠을 이루지 못할 때 자연인은 책을 본다.

는 거 어렵더라고. 차라리 술이나 한잔하고 곯아떨어져서 자는 게 더 나아."

　때마침 산중에 찾아온 어둠과 함께 호숫가를 일렁이게 하는 비가 내린다. 빗소리를 자장가 삼아 책장을 넘기며 이른 밤을 기꺼이 맞아들인다.

산과 호수가 함께 있어 좋은 점

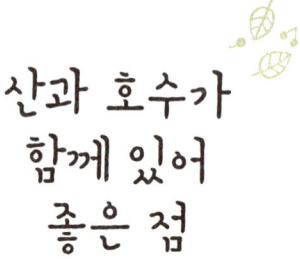

     🌿 조금 더 일찍 시작된 자연인의 하루. 한정된 공간이지만 제법 할 일이 많으니 부지런할 수밖에 없는 노릇이다. 며칠간 공들인 일을 완성할 참이라는데….

  "이번에 새로 잉어를 잡아다가 이렇게 많이 끓였어요."

  물가에 접해 살다 보니 낚시로 잡은 잉어, 배스 등을 며칠간 팔팔 고아 마신다. 장작불에 3박 4일 정도 끓이는데, 중간에 살이나 뼈 등을 걸러내고 다시 끓인다고 한다. 우려낸 물은 사골을 우린 색깔과 비슷하고, 비린내가 하나도 나지 않는다. 약간의 비린내가 느껴질 경우에는 소금을 조금 넣어서 마신다고 한다.

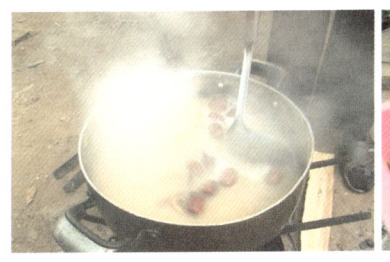 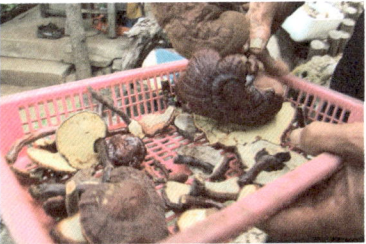

호수에서 잡은 잉어와 산에서 얻은 약재로 잉어 곤 물을 마신다.

  일찍이 일어나 지금 장작불 앞에서 부채질을 해가며 준비하는 것이 바로 그것이다. 3일 내 쏟은 정성이 어디 가겠는가. 황기와 계피, 감초, 대추 등 몸에 좋은 약재를 넣는다. 거기에 죽은 참나무 뿌리 근처에서 얻은 귀한 영지를 넣어준다.

  "호수에서 잡은 잉어, 산에서 얻은 영지. 여기서밖에 못 먹어요."

  아침저녁을 잉어 곤 물로 달래는 자연인. 호숫가 전경이 잘 보이는 곳에 둔 선베드로 향한다.

  "여기 가만히 누워서 하모니카도 불고 소리도 한번 질러보고 그래요. 내가 몸이 안 좋았잖아. 하모니카 불고 소리 지르는 게 힘든 사람이었다고. 그게 뭐 어려운 일이야? 하지만 나한테는 어려웠어요."

  병까지 얻어가며 도시에서 소비한 시간만큼 이곳에서의 1분, 1초가 소중하다고 말한다.

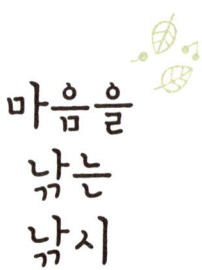

마음을 낚는 낚시

여느 산사나이와 다르게 물가에 접해 살다 보니, 자연인은 낚시가 생활에 있어서 필수요소다.

그만큼 그의 창고에는 다양한 낚시용품들이 구비되어 있다. 떡밥에서부터 수십 개의 찌와 20~30년 된 낚싯대까지, 그에게는 소중한 보물이기도 하다.

하지만 세월이 흘러가는 만큼 낚시가 또 다른 의미로 다가온다.

"내 마음에 위안이 돼요. 이걸로 뭘 낚아서 먹는 게 다가 아니에요."

취미를 넘어서 생활이 된 낚시. 대어를 기대하기보다는 '기다림'을 배워가는 것이 진정한 의미임을 알게 되었다. 열심히 기다리면 된 거라고.

"아침에 나와서 산바람 맞고 태양 한 번 보면 '오늘도

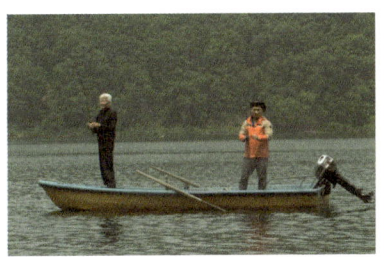

낚시하는 자연인

또 살았구나' 하며 오늘을 만족하는 거예요. 내일을 기대 말고. 그럼 그냥 '오늘을 재밌게 살자' 하고 생각하게 되지요."

만족하는 삶을 위해 필요한 것은 풍족한 물질도, 화려한 치장도 아니었다. 자연 속에서 흙을 만지며 물가에서 기다림을 건져 올리는 매 순간, 그 속에 진짜가 있었던 거다. 설레는 순간으로 가득한 오늘, 진짜 멋진 인생은 그 속에 있는 게 아닐까?

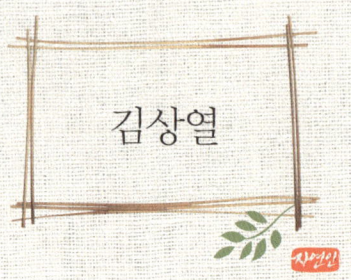

김상열

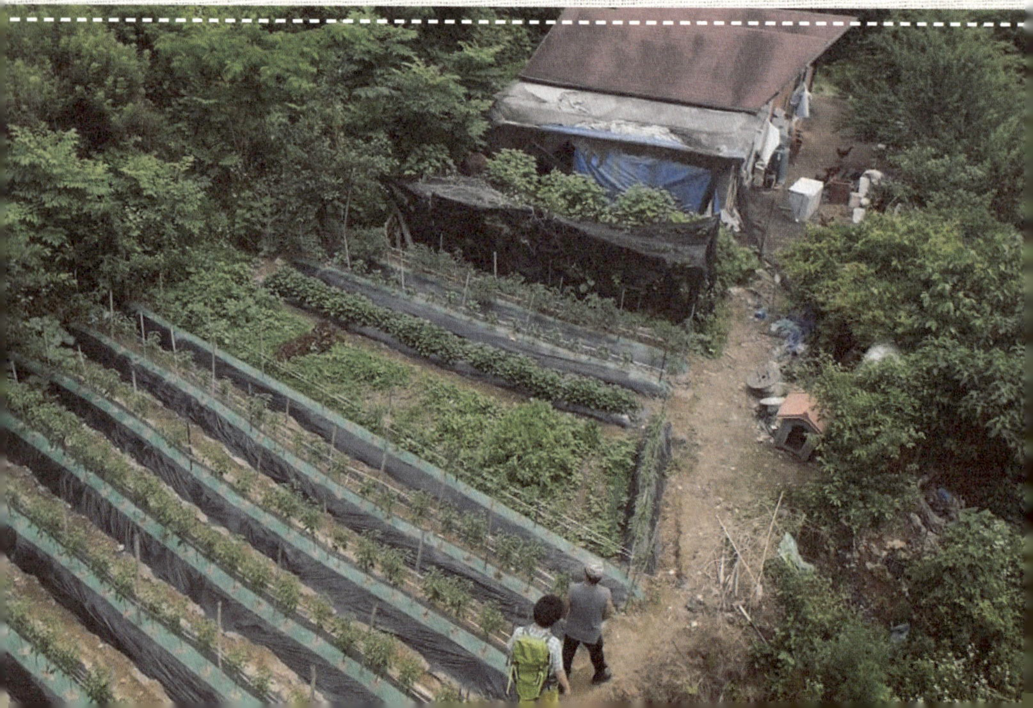

산사나이가 된 독불장군

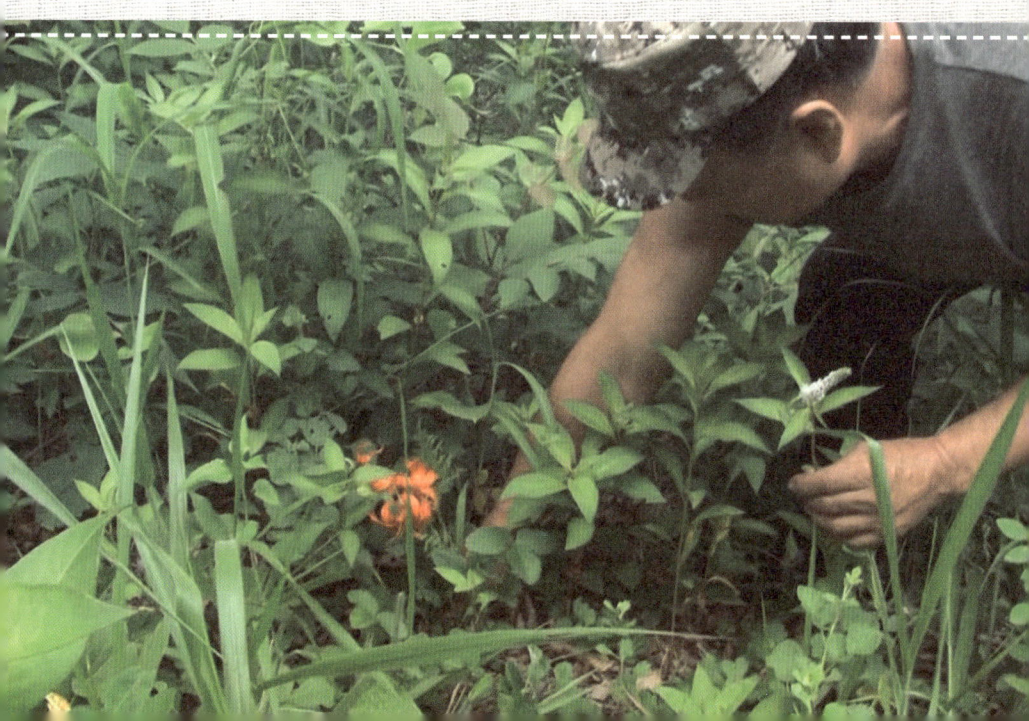

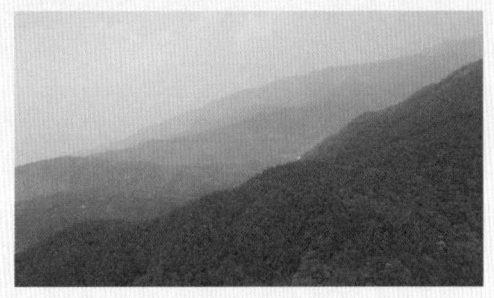

"나는 산에게 언제나 감사해요.
자연 품에 안겨서 살고 싶어요.
깊은 외로움에 사무쳤을 때 나를 받아줬잖아요.
나도 이 산처럼 넉넉하게 살고 싶어요."

벌과 함께 사는 사나이

어떤 이에게는 살아갈 힘을 주고, 또 누군가에게는 잠시 쉬어갈 공간을 내어주는 자연. 계절마다 다른 그림을 그려내지만 시원한 여름이면 흐르는 물소리만 들어도 유독 반가운 곳이다.

여기 이러한 자연의 매력에 끌려 함께 살기로 한 또 다른 자연인을 벌떼 한가운데서 만났다.

5년 전부터 1년에 두 차례, 벌을 키워 꿀을 얻고 생활비를 마련하고 있다는 김상열 씨.

"이놈들이 내 월급 주는 사장님이에요. 집 청소를 해줘야 하는

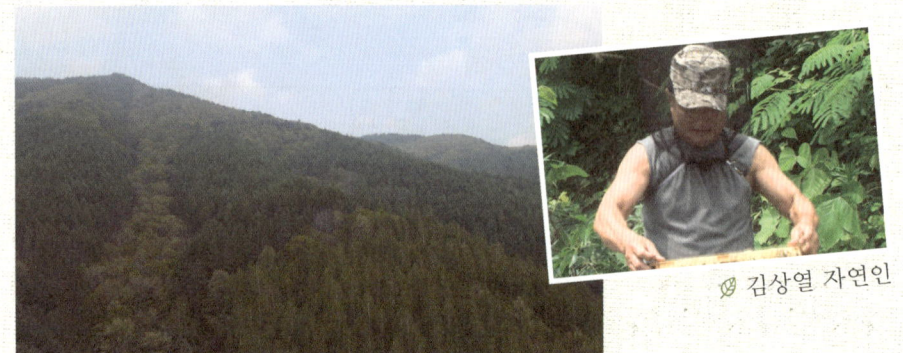

🌿 김상열 자연인

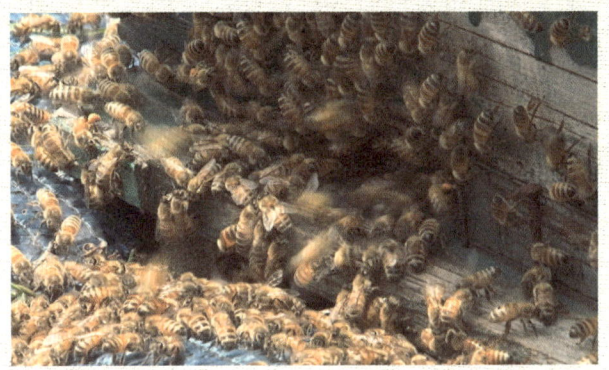

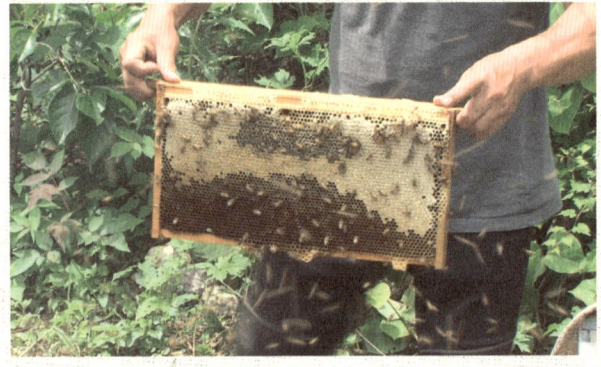

자연인은 깊은 산 속에서 벌들에 에워싸여 살고 있다.

데, 잘 해줘야지. 벌들 배설물도 잘 치워주고."

적응이 되었을 법한 일이지만 언제 쏘일지 모르니 늘 신경을 곤두세워야만 한다. 하지만 그는 맨살을 드러내고 얼굴만 가린 채 일을 한다.

"난 혹시 눈 쏘일까 봐서 망을 써요. 눈만 안 쏘인다면 망을 안 쓸 텐데…."

다부진 체격, 거침없는 손놀림이 예사롭지 않다. 밤나무 꽃이나 잡화에서 얻었기에 새카만 꿀. 한번 먹으면 그 향이 진해 하루 동안 남는다 하니 그의 첫인상만큼이나 강렬하다.

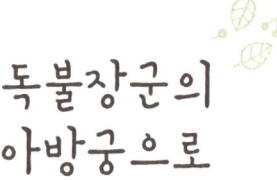

독불장군의
아방궁으로

마을에서 8km나 떨어져 있고, 해발 500m에 오롯이 집 한 채만을 품고 있는 이곳을 그는 왜 찾게 되었는지 조금 더 가까이 다가가보려 한다. 작은 밭을 지나 보

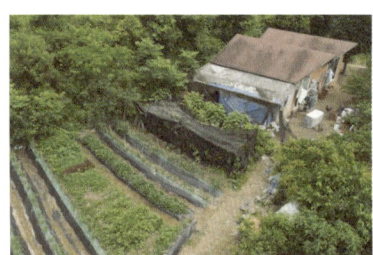
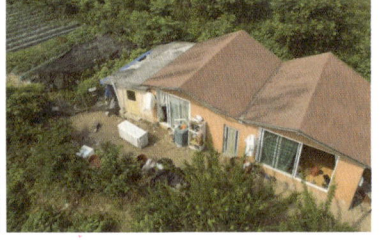

첩첩산중 속 자연인이 직접 지은 집

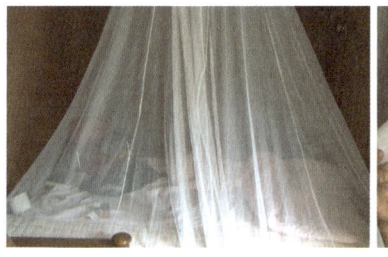 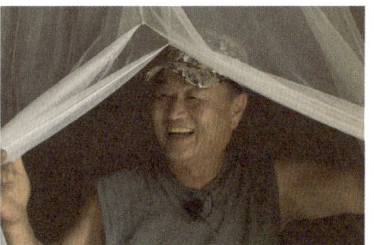

모기장과 분홍 이불이 있는 자연인의 침대

니 오두막 한 채가 보인다. 세 달에 걸쳐 직접 지은 집이라는데, 목조를 올리고 황토를 발랐다.

"화려하진 않아도 내게는 왕궁 못지않은 곳이에요."

천장이 높아 여름에 더할 나위 없이 시원한 자연인의 집에는 특별한 세간은 없지만 눈길을 끄는 것이 하나 있다.

"어서 오세요. 여기가 나만의 아방궁입니다. 저녁에 이렇게 모기장 안에 딱 들어가 있으면 내가 황제지. '여봐라. 거기 누구 없느냐~' 하게 생겼어."

조금은 투박하지만, 침대 위에 모기장을 달아놓고 분홍색 이불로 침실을 꾸며놓았다. 멋 좀 내보았다며 아주 만족해하는 모습이 꽤나 어울린다.

그가 산으로 오기까지는 정말 많은 이야기가 숨어 있었다.

"내가 발명 특허를 많이 냈었어요. 낚시하면 낚싯대를 받쳐야 하잖아. 근데 바위 같은 곳엔 또 놓기가 어렵다고. 그래서 받침대를 하나 만들었는데, 당시에 누가 200만 원에 팔라는 거예요, 아이디어를."

가만히 고민해보니 본인이 공장을 하면 어마어마하게 돈을 벌겠구나, 생각했단다. 그리고 실제로 공장을 두고 물건을 왕창 만들어냈다. 하지만 판매에 한계가 드러났다.

"6개월 만에 당시 돈으로 한 3억을 날렸어요. 그때 3억이면 지금 30억이 넘는 정말 큰돈이에요."

자연인이 태어나기 전부터 과자 공장을 운영하셨던 아버지 덕분에 물질적으로 풍요롭게 자라온 그는 뭐든 자기가 원하는 대로 하기만 하면 다 되는 줄 알았다. 낚싯대 받침 사업이 망하고 아버지의 도움을 받아 일식집을 차렸다.

"손님 중에 고기 상태가 안 좋다고 하는 사람들이 있어요. 그럼 내가 '손님 방 빼라. 나가신단다' 했다고."

독불장군이 따로 없었다.

"사실 건달 생활도 좀 했지요. 내가 누구 때려 경찰서 들어가면 아버지가 빼주시고, 또 들어가면 또 빼주시고… 그러다 보니 세상에 적응하는 법을 더 모르게 됐어요."

자식이 잘 되길 바라던 부모님의 마음도 모른 채 제멋대로였던 젊은 시절. 선 본 지 1주일 만에 등 떠밀리듯 한 결혼 생활은 안정적일 수 없었다. 죄가 많은 인생이라며 먼 산을 바라보는데, 그 사연을 다 헤아릴 수는 없지만 깊은 후회가 느껴진다.

"아버지 돌아가시면서 철이 들기 시작한 것 같아요. 10년 전에 돌아가셨는데, 어마어마한 충격이었어요. 내 버팀목이 없어진 거예요."

자식 된 도리를 하지도 못했는데… 모든 걸 후회하고 깨달은 순간 아버지는 떠나셨고, 하늘은 무너졌다. 그렇게 도망치듯 들어온 곳이 산이었다. 간섭받고 사는 게 싫어서, 세상과 타협하지 못해 온 곳이었다.

열여덟 번의 여름을 나면서 산은 그에게 삶의 무대가 되었고, 홀로 서는 법을 일러주었다. 비로소 산사람이 된 것이다.

산 곳곳에
숨겨진
아이디어

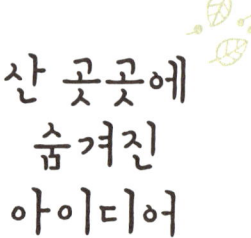

🌿 한때 그가 발명을 했다는 걸 생활 곳곳에서 확인할 수 있었다. 화물차 기어를 곡괭이처럼 만들어 산에 갈 때마다 다목적 연장으로 사용하고 있었다.

늘 그렇듯 목적지 없이 발길 닿는 대로 산을 누비는 그는 산에서

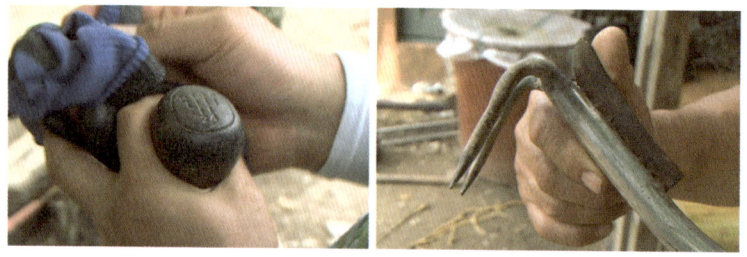

손잡이 부분이 화물차 기어로 되어 있어 사용하기 편한 다목적 연장

자라는 약초를 보면 지나치는 법이 없다. 생명력 강한 꾸지뽕, 바위에서 자라나는 와송, 야생 헛개나무 등 십수 년 경력의 산사람답게 다목적 연장을 한 손에 들고 이곳저곳 구석구석 들여다보기 바쁘다.

산에 다닐 때는 소주에 계피가루를 타서 몸에 뿌리고 다닌다. 모기와 벌레 퇴치에 그만이라는데, 과연 발명가답다.

밥을 먹을 때도 그의 밥상은 조금 남다르다. 한때 일식집을 운영했던 실력을 발휘해 그만의 별식을 만들어 먹기도 한다. 닭장 안의 닭들이 잠잠한 틈을 타서 한 방에 잡는 자연인.

"닭가슴살로 초밥을 만들 거예요. 남은 고기는 백숙 해 먹고. 이 닭발은 그냥 생으로 먹고."

어쩐지 낯선 밥상이지만 그 맛이 궁금해진다.

"나는 하루가 걸리더라도 10분의 행복을 위해 투자할 마음이 있어요. 먹는 것 이상 즐거운 게 없다고 보거든요."

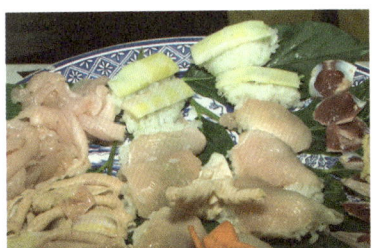 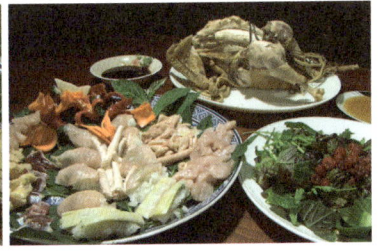

닭을 잡아 만든 자연인의 밥상

산에서 쓰는 부모님 전상서

자연이 키워준 것들로 음식을 해 먹을 때면, 아버님 생각이 가장 많이 난다. 오래오래 사실 줄 알았건만, 받은 것에 비해 마음의 위로 한 번 못 해드린 것이 가슴에 응어리가 진다.

"할 수만 있다면 내 젊은 시절은 빨래하듯 지워버리고 싶어요."

부모님 생각이 날 때면 가까이에 있는 어머니의 산소를 찾는다는 자연인.

나리꽃이 참 예쁘게 피어 있다. 살아생전에 드리지 못했던 꽃 한 송이…. 한 송이 꺾어 준비한 산사자 주와 함께 올린다.

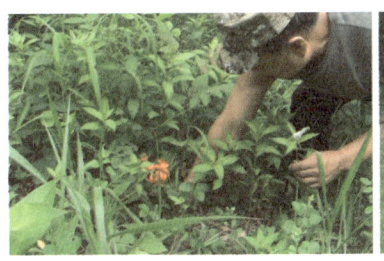 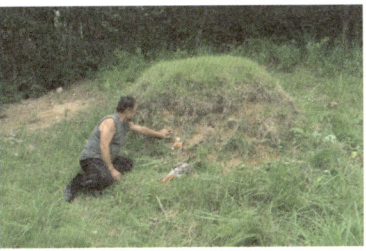

나리꽃과 산사자 주를 들고 어머니 산소에 인사를 드린다.

"어머니, 저 왔어요. 집에서 담근 술인데, 산사자 주에요."

산중에서 보낸 시간은 그의 인생에서 잃어버렸던 참 많은 것들을 찾아주었다. 소용없는 눈물이라는 걸 알지만 마음이 하는 일을 막을 수는 없을 터.

물질의 풍요로움보다는 소박한 일상의 행복을 알게 된 대가로는 너무 무겁지만, 다시 후회하지 않는 인생을 살기 위해 산중 생활을 더욱 부지런하고 건강하게 보내려고 한다.

산사나이의 건강법

🍃 자연인은 그만의 운동으로 아침을 연다. 허리를 가볍게 돌리며 스트레칭을 한 뒤, 정맥이 흐르는 양 손목을 포개어 서로 톡톡 부딪힌다.

마치 '강남스타일'을 부른 싸이의 '말춤'이 연상된다. 잠들어 있던 몸을 깨운 뒤에는 공복에 화분(꽃가루)을 꿀에 섞어 먹는다.

"씹을 때는 조그마한 좁쌀로 빚은 떡을 먹는 느낌인데,

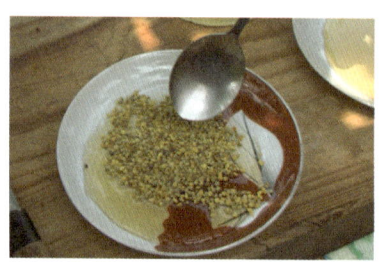
아침으로 화분과 꿀을 섞어 먹는다.

씹을수록 부드러워져요. 이게 변비, 빈혈, 동맥경화, 관절염에 좋아요."

자연인은 허리가 뻐근하다 느낄 때면 공 대신 나무토막을 가지고 골프를 친다.

"나이스 샷!"

누구 하나 외쳐주는 이 없지만 허리 운동을 위한 것이니 혼자여도 만족한다. 운동을 통해 잡념을 다스린다는 그, 나무로 만든 공이라서 주워올 필요도 없고 마음껏 휘두를 수 있으니 산중 생활에 이만 한 운동이 없단다.

하루를 꽉 채워 보낸 뒤에는 자연인의 집에서만 즐길 수 있는 특별한 목욕을 한다. 조금만 부지런을 떨면 생활에 필요한 것들은 자연에서 구할 수 있기 때문에, 목욕도 그냥 하는 법이 없다.

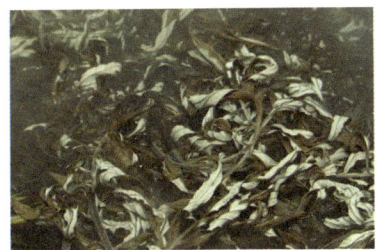 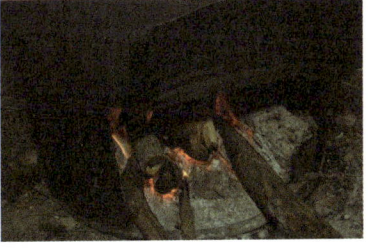

장작불로 데운 물에 쑥을 넣어 반신욕을 준비한다.

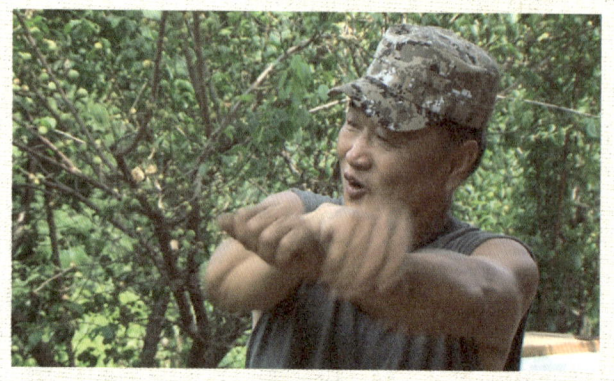

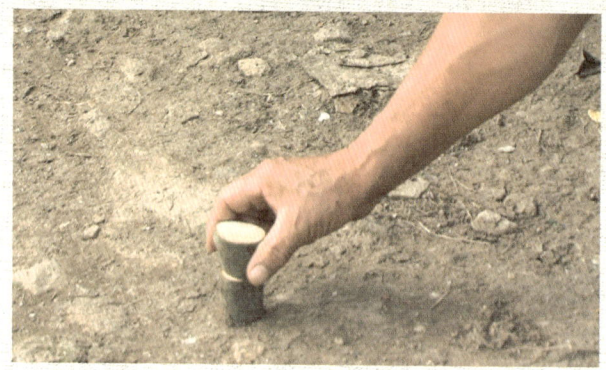

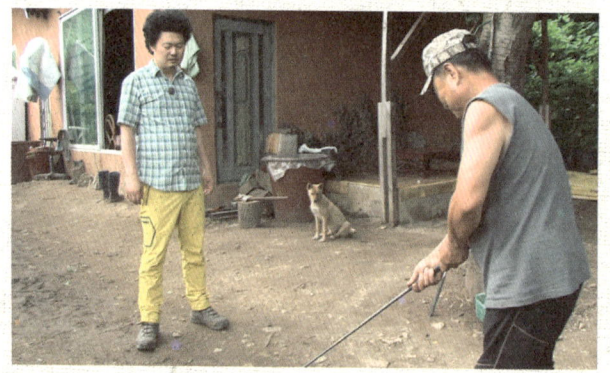

아침 운동과 나무토막을 이용한 골프로 자연인은 건강을 지킨다.

한여름 날씨지만 쌀쌀한 산중의 밤. 대야에 뜨거운 물을 받아 두고, 지난 단오 때 캐놓은 쑥을 넣어 반신욕을 즐긴다.

3일에 한 번이지만 가만히 코로 숨을 쉬면 은은하고 맑은 쑥향이 온몸에 퍼진다. 슬며시 눈을 감고 명상에 잠긴다. 이때만큼은 모든 것을 잊는다. 마음을 비우고 머리를 맑게 한다. 단 5분이라도 좋다.

모든 생각을 비우는 것, 생각보다 어렵지만 조용히 마음을 다스릴 수 있는 시간들이 쌓이고 쌓여 그의 마음을 너그럽게 했으리라. 그의 마음은 그렇게 조금씩 더 건강해져가고 있었다.

그가 마음만큼이나 몸도 건강해지기 위해 신경 쓴 것이 하나 있다.

"100가지 약초를 넣어 백야초를 만들었어요. 2013년 5월에 만들

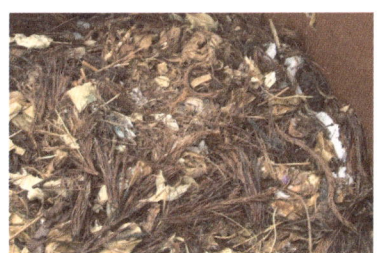
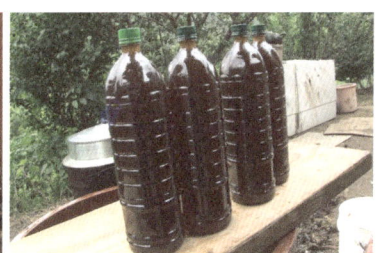

자연인의 건강을 지켜주는 백야초 발효액

었으니까 벌써 2년이 다 되어가네. 메꽃, 인동초, 개살구, 으름나무, 두릅나무… 다 셀 수가 없어요. 실은 100가지가 더 될 거야."

100가지를 넘게 모았으니 시간도 꽤 걸렸을 일. 그 정성이 통했는지 백야초 발효액으로 몇 년 동안 감기 한 번 안 걸렸단다.

산처럼,
저 산처럼

🍃 인생은 어느 시기건, 그때만 느낄 수 있는 즐거움이 있다고 한다. 과거를 뉘우치고 자연의 품에서 새 삶을 얻게 된 한 남자의 인생.

"나는 산에게 언제나 감사해요. 자연 품에 안겨서 살고 싶어요. 깊은 외로움에 사무쳤을 때 나를 받아줬잖아요. 나도 이 산처럼 넉넉하게 살고 싶어요."

그의 말처럼 과거에 매여 '지금' 누릴 수 있는 즐거움 또한 놓칠 수는 없는 노릇이다. 자연인의 삶이 더없이 즐거워 보이는 이유가 그것일 것이다.

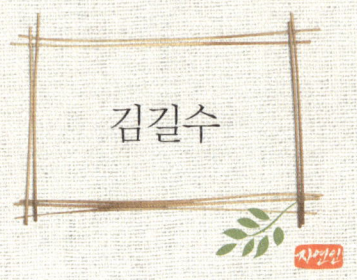

김길수

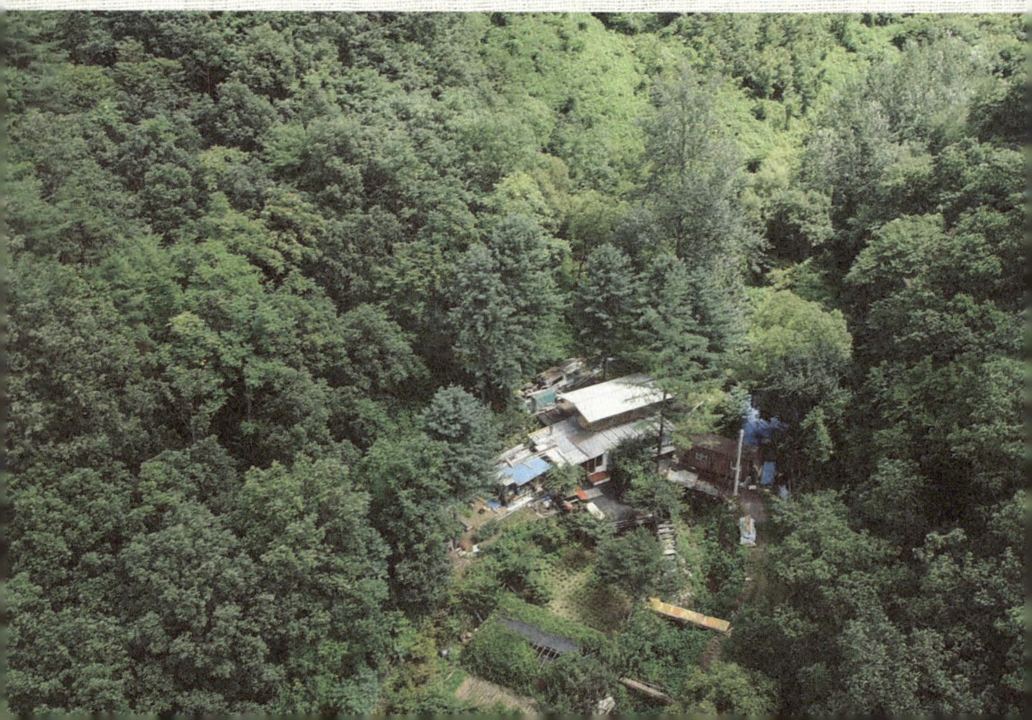

산으로 간 재주꾼

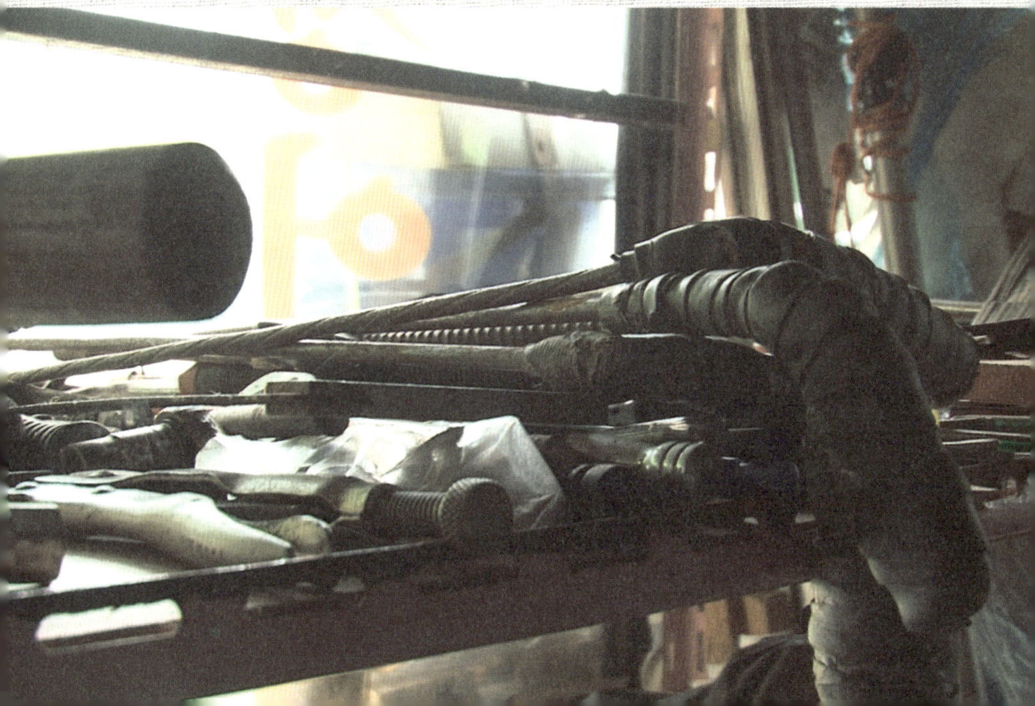

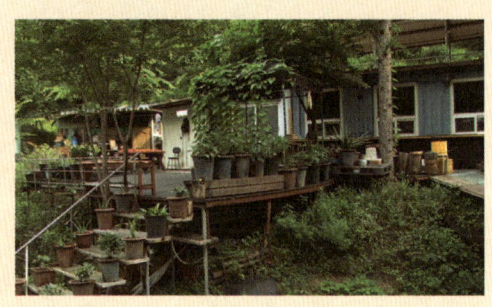

"젊어서 산에 들어와야 잘 살 확률이 높아요.
나이 먹어서는 마음이 원해도 몸이 안 따라줘서 힘들다고요."

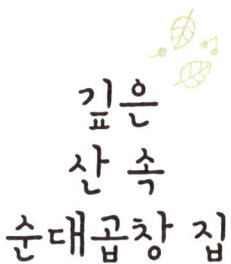
깊은
산 속
순대곱창 집

푸른 기운으로 뒤덮인 깊은 산골, 그 울창한 숲 속 한가운데 집 한 채가 오롯이 자리하고 있다. 청아한 바람이 밀려들고 여름날의 햇살이 맞닿아 부서지는 이곳은 김길수 씨의 보금자리다.

그런데 그의 조그마한 집 유리창과 솥뚜껑에는 '순대', '곱창'이라는 조금은 의아한 단어가 쓰여 있다.

"서울 신림동에서 가져왔어요. 신림동에 순대타운 있잖아요. 거기서 장사하시던 분이 암으로 돌아가셨는데, 아내 혼자서는 장사를 못 하게 되니까 폐업을 했어요. 거기서 뜯어 왔어요."

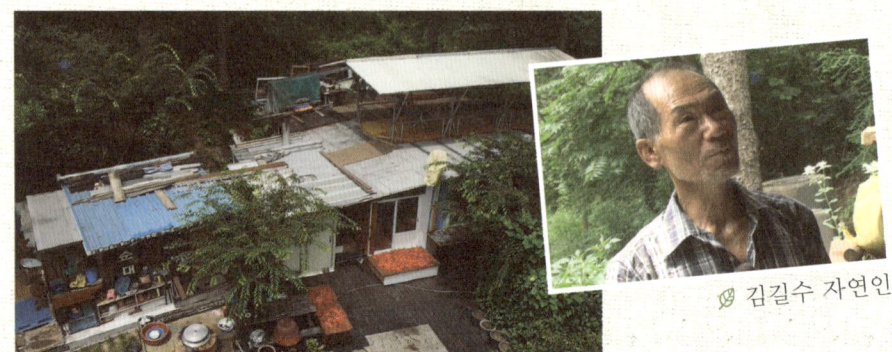

🌿 김길수 자연인

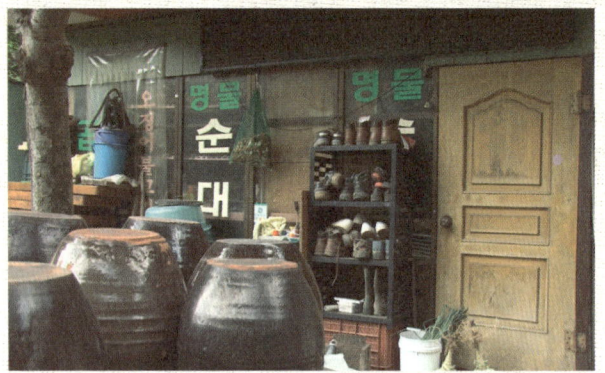

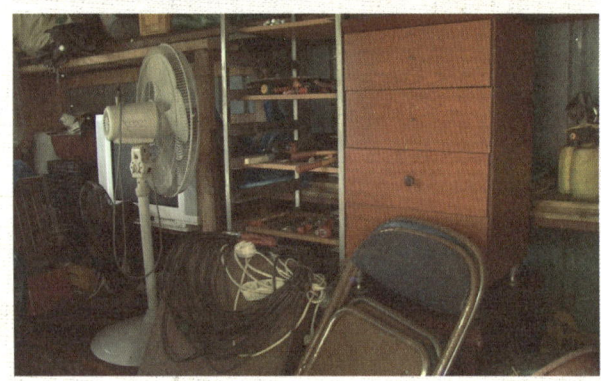

'순대곱창'이라는 글씨가 눈에 띄는 자연인의 집에는
갖가지 공구들이 쌓여 있다.

집 외관에서부터 독특한 기운이 물씬 풍긴다.

"사람들이 지나다가 여기서 순대 파냐고 물어보거든요. 우스갯소리로 장사 안 돼서 폐업했다고 해요. 하하~"

겉으로 보기엔 영락없는 순대집이지만 사실은 그가 창고로 쓰는 곳이다. 온갖 잡동사니로 가득한 그의 창고에는 공구들이 상당히 많다.

숲속 공작소

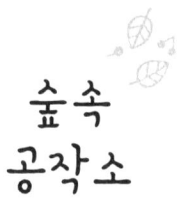

🌿"제가 옛날에 공작소를 했었어요. 기계 제작하는 공작소. 지금도 철을 가지고 만드는 일은 직접 다 할 수 있어요."

지난날 솜씨 좋기로 인정받았던 자연인. 산속에 들어왔다 하여 그 실력이 녹슬 리 만무하다. 못 쓰는 철판으로 만든 계단, 일일이 나무로 짜 맞춘 데크, 조립식 패널로 만든 컨테이너 집에 그 위로 올린 전망대까지…. 이 집 어디도 그의 손을 거치지 않은 곳이 없다.

"손재주가 좋아서 17살 때부터 대장간에서 일을 하기 시작했어

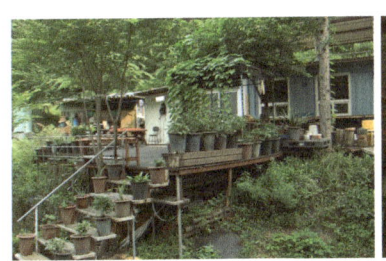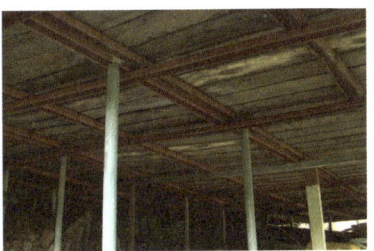

자연인이 직접 만든 집

요. 그리고 공작소 하면서 돈 많이 벌었지, 내 이름으로 된 7층짜리 상가를 샀을 정도니까. 쉬는 날이 없었어요. 1년 365일 전부 다 일하는 날인 줄 알았어."

어느새 일밖에 모르는 청춘을 보내고 있었다. 하지만 공작소 일이 하락세에 접어들기 시작하면서 직종을 변경해 토목공사 일을 했다.

"당시에 직원들이 120~130명 정도 됐는데, 내가 일일이 다 관리했어요. 일도 직접 하고. 지금 생각해보면 진짜 무식했던 것 같아요. 허허~"

토목공사 일의 특성상 비가 오고 눈이 오는 때 더욱 일을 해야 했다. 몇 년간 하루도 쉬는 날이 없었다. 손가락 마디마디가 부어 매일 병원 신세를 져야 했다.

"손이랑 팔이 너무 아파서 세수도 한 손으로 했고, 대변 보고 처리를 못 해서 어지간히 고생했어요. 팔이 안 돌아가니까…"

도시에서 생활했던 지난날, 그 누구보다 고생스러웠다. 그래서 그는 지금의 산속에서의 삶이 정말 편하다고 한다.

"산에 들어와 사는 게, 모르는 사람들은 힘들게만 생각하지. 근데 그게 아니에요. 일단 이래라저래라 하는 사람도 없고 자유롭거든. 뭘 먹느냐, 잘 먹었느냐를 따지기 전에 '자유'라는 걸 느끼는 것만으로도 정말 행복해요."

손이 부지런한 그는 조그만 땅이라도 절대 놀리는 법이 없다. 자연인은 오미자나무가 이룬 터널 아래 빈 땅에 삼을 심어 키우고 있었다.

땅속 깊이 뻗어 있는 삼 뿌리를 캐는 데는 섬세한 손끝이 최고

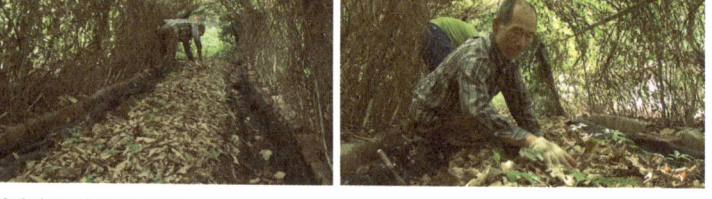

오미자나무 터널 밑 삼밭

의 도구가 되기도 한다. 매일 아침이면 이곳부터 살핀다고 한다.

"여기에 삼 심어둔 지 2년 정도밖에 안 됐어요. 원래 더 많이 잘 돼야 하는데, 쥐들이 다 갉아 먹고 겨우 이 정도에요. 아이고, 쥐들도 몸에 좋은 건 안단 말이야."

자연에서 내 것이란 없다고 말하면서 누가 먹든 그저 삼이 잘 자라기만을 바란다는 그의 모습은 여유 그 자체다.

피부에
신경 쓰는
남자

🌿 손재주가 뛰어난 자연인은 녹차 잎, 계피, 소주를 섞어 직접 만든 혼합액을 소독제 겸 천연 화장품으로 만들어 사용하고 있다.

"산에 오르기 전에 이걸 꼭 뿌려요. 이걸 뿌리면 깔따구가 안 덤벼. 눈에 안 들어가게 얼굴에도 뿌려요."

자연인만의 천연 화장품을 만드는 방법은 상당히 쉽다. 계피 껍질을 잘라 소주를 붓고 2주 정도 우린 물에 녹차 잎을 넣으면 끝이다.

"아토피가 있어서 치료하느라 돈 많이 썼어요. 병원비만 1,200

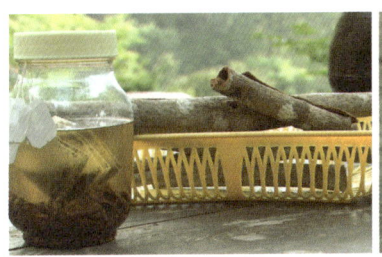 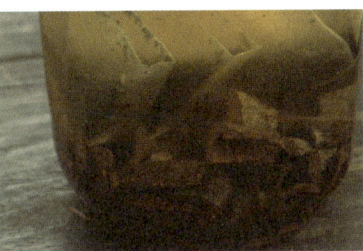

자연인만의 소독제 겸 천연 화장품

만 원 정도 들어갔다니까요. 그런데 결국은 낫지도 못했어요. 피부 때문에 사람들 만나는 것도 꺼렸고, 무엇보다 간지러운 건 진짜 너무 힘들었어요. 안 겪어본 사람은 몰라요."

하지만 산에 들어온 후로 이 천연 화장품을 사용하기 시작하면서 예전보다 보들보들한 피부를 얻을 수 있었다.

그 밖에도 잠자리에 들기 전에 알로에를 먹고, 알로에 액을 얼굴에 수시로 발라주면서 피부를 관리한다.

조금은 거친 산 생활 중에도 곱게 가꾸는 걸 잊지 않는 걸 보니 진정 이 산 생활이 즐거운 모양이다.

라디오, 초
그리고
호롱불

2013년에 비로소 전기가 들어왔다는 자연인의 집. 그전 10년 동안은 일체의 전기 없이 살아왔다고 한다.

"전기 들어온 지 2년 반 됐어요. 그래서 제일 좋은 건 라디오를 들을 수 있다는 거. 나도 적적함 달랠 때 좋고, 산짐승들한테 '여기 사람 있다' 인기척할 수 있어서 좋고."

전기가 들어와 가장 좋은 점은 라디오를 들을 수 있다는 것이라는 자연인. 다른 일상생활에도 전기가 주는 편리함이 많을 텐데, 그는 그 외에 불필요한 전기를 사용하지 않는다. 지금도 여전히 촛불과 호롱불로 생활하고 있다며 큰 초 통을 보여준다.

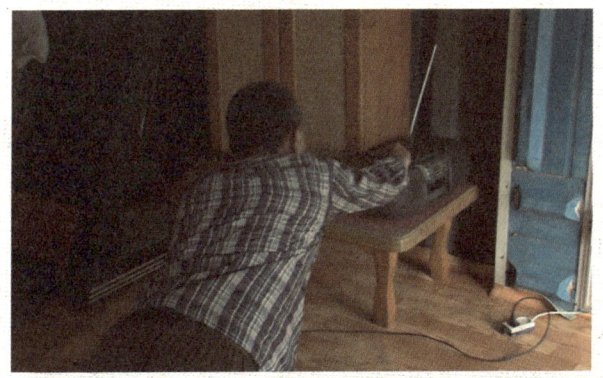

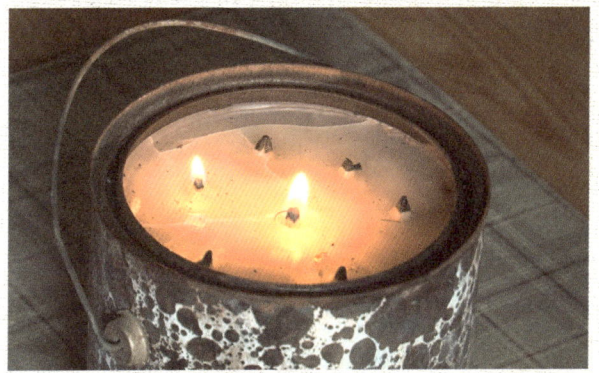

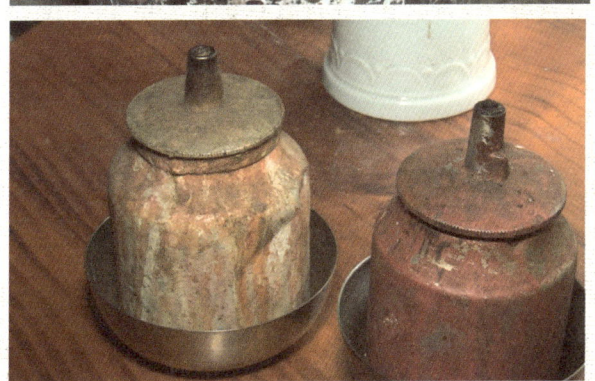

전기가 들어온 지 얼마 되지 않은 자연인의 집. 그는 라디오를 듣는 일이 제일 좋다며 여전히 촛불과 호롱불로 생활한다.

"이게 쓰다가 작아진 초 토막들을 다 녹인 거예요."

워낙 초 통이 크다 보니 심지도 7개나 심어져 있다.

초롱불 하나만 켜도 환하기에 전기에는 크게 마음을 두지 않는다. 산속의 밤이 그리 밝아서 무얼 할까. 냉장고가 있으나 찬장처럼 그릇을 두는 용도로 쓰는 사람이니 전기 없는 생활이 익숙한 게 어쩌면 당연할 것이다.

Made by 김길수

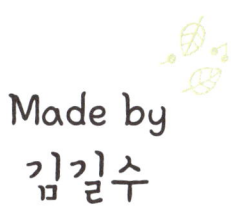

🌿 전깃불에는 미련이 없지만 난로만큼은 꽤 좋은 걸 쓴다는데, 본인이 제작한 연탄난로가 그것이다. 거의 주워온 것들을 재활용해 만드는데, 재주가 참말로 뛰어나다.

"직접 용접해서 만든 거예요. 여기에 나무를 넣으면 이쪽으로 재가 떨어지고… 난로 하나만 있어도 집 안 전체가 아주 후끈후끈하지요."

재주가 뛰어난 그는 세심함까지 갖췄다. 그가 세간을

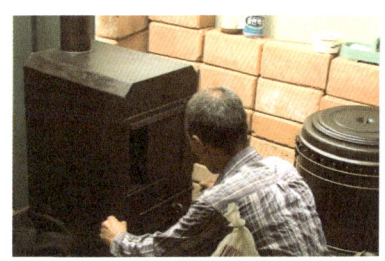

직접 만든 연탄난로

뚝딱뚝딱 만들어내기 전부터, 그러니까 이곳에 터를 잡을 때도 비가 많이 내리거나 산사태가 나도 위험하지 않도록 집을 높은 곳에 지었다고 한다.

그의 손에서 태어난 산속 낙원에서의 건강하고 자유로운 생활, 'Made by 김길수'라면 언제든 믿고 살 수 있을 것 같다.

자연인의 건강 지킴이

그렇다면 재주꾼 자연인은 무얼 먹고 살까. 그는 건강을 생각해 꼭 챙겨 먹는 음식이 있다고 한다. 그건 바로 현미막걸리 식초와 보리수 식초다.

"신맛이 살을 안 찌우고 몸을 건강하게 만들어줘요."

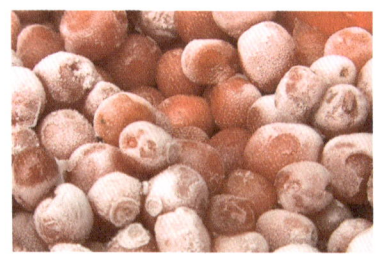 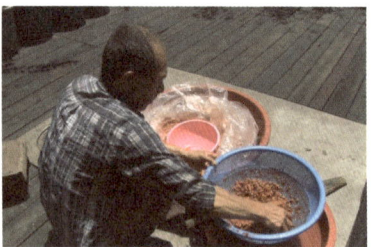

보리수 식초를 만드는 자연인

비타민 한 봉지 먹느니 보리수 5알을 따 먹겠다는 그는 보리수를 발효시켜서 피곤할 때 한 잔씩 마신다고 한다.

"밥을 먹을 때 김치 국물도 약간 초장같이 신맛 나는 걸 좋아해요. 내가 총각 때 입었던 옷이 지금도 맞는데, 아무래도 신 걸 많이 먹어 체중 변화가 그다지 없는 것 같아요."

그가 건강한 체중을 유지하는 비결이 또 하나 있다. 자연인의 산 생활을 더욱 유쾌하게 만들어주는 운동은 바로 볼링!

긴 나무막대로 레인을 만들고, 물을 채운 페트병으로 볼링핀을 대신한다.

밥을 먹고 소화도 시킬 겸 자주 볼링을 친다는 자연인.

"공 빠져서 주우러 가는 게 운동이에요. 혼자 하다 보면 공 주우러 삼십 번은 왔다 갔다 하는데, 그게 또 저절로 운동이 되더

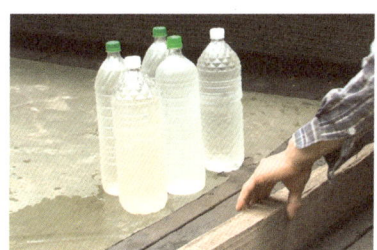 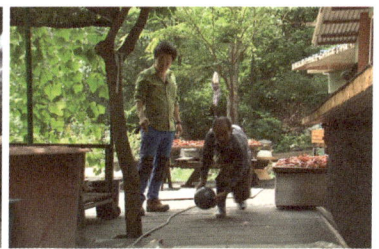

볼링 치는 자연인

라고요."

　때로 시원한 비가 내리는 날에는 그저 비에 온몸을 맡겨보기도 한다. 말려둔 고추 소쿠리를 얼른 방 안에 들여놓고는 빗줄기를 온몸으로 맞으며 팔벌려뛰기를 해본다. 제법 괜찮은 운동인 것 같다.

영원한 청춘,
그리고
자유

🍃 흔히 젊었을 때 힘들게 일을 한 뒤 노년에는 별장 같은 데서 편히 살 생각을 한다. 하지만 자연인의 생각은 조금 다르다.

"젊어서 산에 들어와야 잘 살 확률이 높아요. 나이 먹어서는 마음이 원해도 몸이 안 따라줘서 힘들다고요."

그러고 보니 정말 맞는 말이다. 산 구석구석을 들여다보기 위해 오감을 활짝 열 수 있는 건 노인보다는 젊은이가 더 수월하다.

"산속에서 나는 거 먹고 농사지은 거 먹으면 되는 거지. 욕심만 없으면 돼요. 돈 욕심만 없으면 사는 거야."

젊었을 때에야 자연을 제대로 즐길 수 있다는 자연인. 있는 힘을 다해 살아오다가 뒤늦게 모든 걸 내려놓고 산을 찾은 그는, 젊어서 누리지 못한 자유와 행복을 이제야 찾은 듯하다. 산에서 자연인으로 사는 그는 이제 영원히 청춘일 것이다.